Le bel âge du cerveau

Le suivi éditorial de cet ouvrage a été assuré par Marion Chatizel.

Titre original : *Het seniorenbrein. De ontwikkeling van onze hersenen na ons vijftigste*
Originally published by Uitgeverij Atlas Contact, Amsterdam.

www.autrement.com

André Aleman

Le bel âge du cerveau

Et si vieillir était une bonne nouvelle ?

Traduit du néerlandais par Anne-Laure Vignaux

Préface de Jean-Didier Vincent

Éditions **Autrement**

Préface

Voici un livre qui s'adresse à tous, c'est-à-dire à ces étranges animaux qui ont appris à un moment ou à un autre de leur existence que celle-ci avait une fin et que leur vie suivrait un sens irréversible même si celui-ci ne coïncidait pas toujours avec la direction qu'ils avaient prise. Le beau titre de l'ouvrage *Le bel âge du cerveau* est trompeur, à moins de préférer les superbes bouquets de fleurs fanées aux brassées de fleurs des champs aussi éclatantes qu'éphémères. L'auteur fait preuve, en effet, d'un pessimisme éclairé qui prend la vie du bon côté, même si c'est celui de la sortie. « La vieillesse, écrit Casanova – l'homme le plus vivant de son siècle –, est la pire des véroles. » À celle-ci, il n'est d'autre remède que la mort et nul ne saurait arrêter le temps qui glisse sur le parquet ciré des souvenirs. La vieillesse est-elle une maladie ? Oui, à la condition d'enlever à ce mot un sens néfaste et extérieur à l'être qui plongerait celui-ci dans le malheur en punition d'une erreur de gestion de sa vie ou par un arrêt aveugle du destin. Le parti pris de l'auteur n'est pas celui-là. André Aleman considère que la vieillesse est le troisième âge de la vie, celui où paradoxalement il est possible à l'humain, dégagé de l'angoisse d'un avenir incertain, d'atteindre l'idéal des philosophes grecs : « une vie réussie ». C'est dans le cerveau qui n'est rien d'autre pour moi que le siège de l'âme que se joue l'opéra-comique de la vie. Comme l'affirmait le grand psychiatre Auguste Forel, « l'âme et l'activité du cerveau vivant sont une seule et même chose », point de vue que je défendrai jusqu'à preuve du contraire : c'est-à-dire tant qu'on ne m'aura pas prouvé qu'il existe des âmes sans cerveau et des cerveaux vivants sans âme. Le terme d'âme loin de conforter une position spiritualiste restaure le corps (la chair) dans ses prérogatives. Le cerveau est le lieu où s'épanchent les passions (désir, plaisir, souffrance, émotions) et l'âme représente « l'éprouvé » du corps – la voix de la chair selon Épicure. L'auteur, fort justement, dans ses descriptions du cerveau vieillissant, avec ses passions passées au crible de l'âge, fait une large part aux affects et évite de décrire les facultés cognitives de façon désincarnée.

« La raison n'est ni la première, ni la dernière instance de l'existence humaine », dit le philosophe Jean Ladrière. L'existence de base est le *sentir* ; les affects précèdent et fondent l'action. À lire les pages que l'auteur consacre aux facultés mentales, on comprend que la vieillesse, malgré le masque grimaçant que lui impose la modernité, reste le bel âge du cerveau. Éric Deschavanne et Pierre-Henri Tavoillot, dans leur livre sur *La philosophie des âges de la vie* (Grasset, 1980) – tout en signalant que les plus de 60 ans sont la catégorie d'âge la plus touchée par le risque suicidaire (3 500 suicides par an sur 10 500 pour la France) –, donnent une citation des *Mémoires d'outre-tombe* dans laquelle Chateaubriand note la mutation de la condition des vieillards à l'âge moderne. « Les vieillards d'autrefois étaient moins malheureux et moins isolés que ceux d'aujourd'hui : si, en demeurant sur la terre, ils avaient perdu leurs amis, peu de choses au reste avaient changé autour d'eux ; étrangers à la jeunesse, ils ne l'étaient pas à la société. Maintenant, un traînard dans le monde a non seulement vu mourir les hommes, mais il a vu mourir les idées : principes, mœurs, faits, plaisirs, peines, sentiments, rien ne ressemble à ce qu'il a connu. Il est d'une race différente de l'espèce humaine au milieu de laquelle il achève ses jours. » Le vicomte donne ici une vision prémonitoire de la modernité devenue l'ennemi négationniste de la vieillesse.

Écrit dans un langage clair et fluide, exempt de tout jargon scientifique, le livre est facilement accessible et repose essentiellement sur des exemples et de nombreuses enquêtes qui intéressent aussi bien le vécu des personnes âgées que le regard porté sur celles-ci par la société. Vieillir dans le meilleur des cas est un état d'esprit positif dans lequel le mot *bonheur* n'est pas déplacé. Le bonheur, dit Alain, est une récompense à ceux qui ne l'ont pas cherché. Une des plaintes les plus fréquentes porte sur la mémoire. En fait, il n'y a pas *une* mémoire, mais plusieurs formes : la mémoire à court terme ou la mémoire de travail ; la mémoire permanente déclarative ou la procédurale ; la mémoire sémantique et l'épisodique. Tous ces aspects sont bien décrits ainsi que les tests et échelles permettant d'en appréhender les défaillances. En réalité, c'est la relation globale du sujet au temps qui est perturbée : troubles de la mémoire mais aussi difficulté accrue à planifier l'action. Emporté par les tourbillons du passé, il a souvent du mal à s'accrocher aux bouées que lui tend le futur. L'idéal serait de vivre en bonne intelligence avec *ses* mémoires. Pour cela, il faut en connaître les différents aspects. Il existe bien sûr des épreuves et tests qui permettent d'en dresser un bilan clinique. L'auteur nous en trace un inventaire bien documenté qui pourra servir d'introduction à des explorations plus poussées confiées à un spécialiste, lorsque le sujet se rendra compte que ses facultés mentales (mémoire, concentration, raison) commencent à flancher. À moins qu'il ne s'agisse d'un tiers qui inquiète son entourage. Ce que les médecins nomment TCL pour *troubles cognitifs légers* donne l'alerte. Il convient alors d'éviter les *réactions de catastrophe* et d'apprécier avec la même balance les déficits et les compensations mises en place par le sujet ; celles-ci peuvent parfois devenir un véritable *plus*. Je pense aux dernières œuvres des grands peintres – le Titien, Cézanne, Picasso, Renoir, Matisse, Bonnard et bien d'autres – avec la libération du trait, l'accès à l'essentiel de la forme et de la couleur, etc. La vie devenue un songe de beauté (Ah ! ces corps de femmes du vieux Renoir, dernier sursaut du désir qui est au cœur de la création). La vision est probablement le premier sens impliqué dans la mémoire. Mais la mémoire olfactive est un concurrent sérieux. Le bébé vient au monde au milieu d'odeurs qu'il a déjà identifiées dans le ventre de sa mère ; le sens olfactif est le premier sens ouvert bien avant la vue. Une perte de la mémoire olfactive est considérée comme un signe précoce de la maladie d'Alzheimer. Daniel Schaster (Odile Jacob, 2005) qualifie les défauts de la mémoire de transgressions capitales de la mémoire. Celles-ci vont s'accroître avec l'âge, faisant du vieillard un pécheur contre le temps. Ce sont la fugacité, l'absence, le blocage, la méprise, la suggestibilité et la mémoire. Ces dysfonctionnements sont autant de gênes souvent considérables pour la pensée. C'est une des parties les plus passionnantes qui traite du vieillissement de la pensée. Il n'est pas simple de parler d'un concept aussi difficile à définir au plan philosophique. En ayant recours à un langage de tous les jours, Aleman rivalise sans difficulté avec Heidegger sur la question « Qu'est-ce que penser veut dire ? », une critique de la pensée pratique en quelque sorte. Il est question de rapidité, de flexibilité et surtout de la place prépondérante de l'émotion dont la stabilité assure le bon déroulement de la pensée. Contrairement aux idées reçues, la vieillesse est un régulateur des émotions qui favorisent le travail cognitif du cerveau en assurant notamment la réinterprétation des conflits ou la suppression des affects nuisibles.

C'est bien dans le cerveau avec des régions comme l'amygdale et le cortex frontal que se font la gestion des émotions et le jugement porté sur nos actes. Une autre structure, l'hippocampe, trouve dans sa mémoire les témoignages nécessaires à la résolution des débats intérieurs. La vieillesse est aussi l'âge de l'« émotion partagée » qui traduit l'augmentation de la capacité de compassion, cette vertu propre à l'homme qui est le fondement même de son humanité, grâce à la présence de l'autre en soi.

Une neurobiologie à la portée de tous donne un éclairage scientifique récent qui met notamment en exergue la découverte récente (voir Lledo et Vincent, Odile Jacob, 2013) de la neurogenèse de l'adulte qui permet à certaines régions du cerveau de se régénérer bien au-delà d'un âge avancé (80 ans peut-être), contribuant ainsi au maintien des capacités cognitives. L'auteur passe peut-être un peu trop vite sur les systèmes de plaisir et récompense qui occupent la base du cerveau et utilisent la dopamine comme neuromédiateur. Il existe une dépression spécifique du vieillard qui se traduit essentiellement par une perte du *conatus*, c'est-à-dire de l'effort, de la poussée dans l'être et le désir de vivre. Cette *dépression conative* témoigne du tarissement de la dopamine dans les voies profondes du cerveau. Elle se traduit par une perte de souplesse dans le fonctionnement du système incapable de suivre, par le jeu balancé de ses différents compartiments, la fluctuation de l'environnement. À un brusque écart de ce dernier, à une agression, le cerveau répond par une sécrétion massive et inappropriée de dopamine dans le cortex cérébral, à l'image de ce vieillard amidonné et avare de mouvements qui éclate parfois en gestes secondaires et violents.

On le voit, ce bel âge du cerveau n'est pas toujours au beau fixe. L'auteur évoque longuement le spectre de la maladie d'Alzheimer et autres démences séniles qui diminuent douloureusement la douceur de vieillir. L'optimisme n'est plus de mise, même si Aleman donne quelques raisons d'espérer, notamment grâce à la détection précoce de l'affection. Suivant en cela l'auteur, je n'ai pas insisté sur les nombreux travaux de biologie moléculaire et de génétique augmentant les espoirs de compréhension de cette mystérieuse maladie. Je laisserai également de côté les programmes transhumanistes qui ne font rien de moins qu'envisager un allongement notable de la vie en bonne santé. « Tous centenaires demain, sinon immortels. » Il n'y a pas de place pour l'utopie dans l'excellent ouvrage d'André Aleman. En tout état de cause, la vieillesse reste une belle aventure pour la sauvegarde de notre âme.

Jean-Didier Vincent
Membre de l'Institut

Avant-propos

Theodora Claassen-Roos, 102 ans, a confié au journal *NRC Handelsblad* que, depuis quelques années, le bourgmestre lui rendait visite pour son anniversaire. Et qu'elle avait demandé à ses enfants (l'aîné a 77 ans et le cadet 64) de ne plus le fêter. « C'est bien trop coûteux de faire ça chaque année. C'est de l'argent jeté par les fenêtres. » Elle a également raconté qu'elle avait toujours mené une vie saine. « Je fais ma petite promenade tous les jours. Cela maintient en forme. Je rencontre à chaque fois des connaissances avec qui j'échange quelques mots. À part ça, je n'ai jamais rien fait de particulier pour vivre aussi vieille. » Theodora lit deux quotidiens, *De Gelderlander* et *NRC Handelsblad*. « J'aime surtout les articles qui parlent de science. Mais je ne passe pas ma journée assise à lire ! Je n'ai pas que ça à faire. »

Pourquoi certains atteignent-ils l'âge de 100 ans en bonne condition physique et avec toute leur tête alors que d'autres ont de sérieux problèmes de mémoire à peine entrés dans la soixantaine ? Tout le monde est-il susceptible d'être touché par la maladie d'Alzheimer ? À quoi ressemble le cerveau d'un octogénaire ? Un cerveau âgé a-t-il aussi des atouts ? Dans cet ouvrage, je tente de répondre à ces questions sur la base des dernières avancées scientifiques.

Mon intérêt pour le vieillissement des fonctions cérébrales remonte à mes années d'université. J'ai terminé mes études par une recherche sur l'hormone de croissance et les facultés mentales des hommes âgés, réalisée au Centre médical universitaire d'Utrecht. J'en ai tiré un article, publié dans la revue scientifique internationale *The Journal of Clinical Endocrinology and Metabolism*. Par la suite, j'ai participé à divers travaux sur les fonctions cérébrales des personnes âgées. J'en fais rapport dans ce livre, mais j'exploite aussi les recherches d'autres collègues. Vieillir en bonne santé, *healthy aging* en anglais, est le thème de recherche principal de mon employeur actuel, le Centre médical universitaire de Groningue. C'est dans ce contexte que j'ai entamé en 2012 une nouvelle étude sur les fonctions cérébrales de personnes âgées qui sont confrontées à des problèmes de mémoire mais qui ne sont pas à proprement parler atteintes de démence, car elles sont encore pleinement autonomes.

Dans les pages qui suivent, j'emploie souvent les termes « personnes âgées » et « seniors ». J'entends par là les gens de plus de 65 ans, une limite utilisée dans de nombreuses recherches. On parle aussi de « troisième âge » pour désigner ce groupe. Le premier âge équivaut à la jeunesse, le deuxième à l'âge mûr. J'adopte donc comme critère ce qui a longtemps été considéré aux Pays-Bas comme l'âge légal de la retraite. À une époque où les gens vivent plus vieux qu'il y a cinquante ans et restent également plus longtemps en bonne santé, de nombreux arguments inciteraient à ne considérer comme seniors que les personnes ayant atteint les 70 ans. Mais cet ouvrage n'est pas réservé aux 65 ans et plus ! Je l'ai écrit pour tous ceux qui souhaitent découvrir ce que la science a réellement à nous apprendre au sujet du cerveau et du vieillissement.

Alors qu'en 2008, les 65 ans et plus étaient 2,4 millions aux Pays-Bas, ils seront 3,6 millions en 2025 selon les prévisions du Bureau central des statistiques néerlandais (CBS). Depuis 2010, la génération du baby-boom (les natifs des lendemains de la Seconde Guerre mondiale) parvient progressivement à l'âge de la retraite. Les gens vivent en outre de plus en plus vieux. Les chances que les personnes aujourd'hui âgées de 65 ans fêtent leur quatre-vingtième anniversaire ont considérablement augmenté au cours de la dernière décennie. En 2010, cette probabilité était de 63 % chez les hommes. Dix ans auparavant, elle n'était que de 52 %. Ces chances de devenir octogénaire sont plus élevées encore chez les femmes. Si l'on se fonde sur le calcul des taux de mortalité de 2010, trois quarts des femmes de 65 ans et plus devraient atteindre 80 ans.

Selon le CBS, l'espérance de vie ne fait que croître. Le Bureau estime qu'un tiers des femmes qui ont eu 35 ans en 2010 vivront jusqu'à 90 ans ou plus. Il y a dix ans, elles n'étaient qu'un quart à pouvoir l'espérer. Pour les hommes, la probabilité est de près d'un sur cinq alors qu'elle était d'environ un sur neuf en 2000. Face à ce que nous pouvons décrire comme un vieillissement massif de la population, la façon dont notre matière grise se comporte lorsque nous prenons de l'âge devient une question cruciale, qui sera au centre même de cet ouvrage.

Lorsqu'on vieillit, le cerveau décline irréversiblement. Certaines de ses cellules s'atrophient, les liaisons entre zones cérébrales disparaissent, la mémoire et la concentration diminuent et l'activité de l'esprit ralentit. Mais tout n'est pas noir pour autant. Les personnes âgées sont souvent plus heureuses que les jeunes. Elles gèrent mieux leurs émotions et sont moins stressées. Elles sont aussi plus efficaces quand il s'agit de prendre des décisions complexes. Certes, tout le monde n'est pas logé à la même enseigne. Je tente ci-après d'en donner les raisons. À l'aide des dernières découvertes scientifiques, je me penche sur ce qui change dans le cerveau au fil du temps et j'explique la façon dont les seniors sollicitent d'autres régions cérébrales pour compenser ce déclin. Je passe également en revue de nombreux remèdes « anti-vieillissement » dont les effets ne sont pas à la hauteur des promesses, avant de recenser les méthodes réellement efficaces. Enfin, je m'attaque à une question intrigante : comme se fait-il que, précisément grâce au déclin de notre cerveau, nous gagnions en sagesse et en bon sens ? Qu'en est-il exactement de la « vieillesse réussie », ce concept qui s'est introduit jusque dans la littérature scientifique ?

« Tout va si vite »

Ce qui change dans nos facultés mentales

Pratiquement tous ceux qui ont dépassé les 50 ans commencent à craindre que leur mémoire ne les trahisse. On oublie des noms, on ne sait plus où on a mis ses clés. Parfois, cela prend des proportions plus inquiétantes. Par exemple, on oublie d'éteindre le gaz... Ou bien on remarque que l'on a du mal à suivre les évolutions technologiques. Twitter, Hyves, Facebook, Google+, iPhone, iPad, Blackberry... tous ces outils sont aujourd'hui banals alors qu'ils n'existaient pas il y a dix ans. Tout le monde espère vivre longtemps, mais personne ne veut être vieux. Quand on demande à des quadragénaires s'ils voudraient avoir 65 ans, pratiquement aucun ne répond positivement, même s'ils sont bien conscients des avantages que la retraite représente en termes de temps libre.

Ce qui effraie, c'est bien entendu la santé qui se détériore, mais plus encore la diminution des facultés de mémoire et de concentration. Ou encore la perte de rapidité et de souplesse de pensée : tout à coup, on a du mal à suivre. Le philosophe grec Platon affirmait déjà au IVe siècle avant J.-C. que la diminution des forces physiques chez les plus âgés s'accompagnait d'une réduction des capacités mentales. À un âge avancé, un homme ne peut plus apprendre grand-chose, pas plus qu'il ne peut encore courir, disait-il. Platon avait-il raison ? Quelles sont réellement les facultés mentales qui régressent lorsque l'on vieillit ? Quand s'amorce le déclin ? À quelle vitesse progresse-t-il ? Et quelles sont les facultés épargnées ?

Préjugés

Beaucoup, y compris parmi les plus âgés, ont une image erronée et sombre du « troisième âge », c'est-à-dire de la vie après 65 ans. En 2008, le thème de la Semaine du livre néerlandaise était : « Les personnes âgées. Le troisième âge et les lettres ». À cette occasion, le journal *De Volkskrant* a réalisé avec l'Université libre d'Amsterdam une enquête sur la façon dont sont perçues les personnes âgées aux Pays-Bas. Les participants devaient indiquer si l'information qu'on leur soumettait était vraie ou fausse. Par exemple : « La moitié des personnes âgées vivent dans la solitude. » Sur les 751 participants, 47 % ont confirmé cette affirmation, alors qu'elle est erronée. Les bonnes réponses étaient fondées sur les résultats de la LASA (*Longitudinal Aging Study Amsterdam*), une étude à long terme et à grande échelle sur le vieillissement.

Il ressort de celle-ci que seul un faible pourcentage de personnes âgées vivent dans la solitude. Dans d'autres domaines, les participants ont souvent mal jugé de la situation, et ce, toujours dans le sens négatif. Beaucoup d'erreurs ont été commises quand il s'agissait d'évaluer l'amenuisement des réseaux familiaux, amicaux et sociaux (attestés dans 13 % des cas), la plupart des participants estimant qu'ils se réduisaient radicalement chez les personnes âgées. En réalité, on observe de nombreuses différences entre individus, et le réseau ne se restreint généralement qu'à un âge très avancé. La plupart des participants (75 %) pensaient aussi que les visites des enfants aux parents avaient diminué au cours des quinze dernières années et que le style de vie des seniors était devenu plus sain au cours des dix dernières (58 %). Les deux affirmations sont fausses : les visites ont plutôt augmenté que diminué et les nouveaux seniors vivent moins sainement que leurs prédécesseurs. De même, la tendance à la dépression et au conservatisme chez les personnes âgées était surestimée, l'activité sexuelle sous-estimée. En revanche, les affirmations relatives à la santé étaient généralement mieux appréciées que celles qui concernaient la vie sociale.

Ce regard pessimiste sur la vieillesse n'a rien d'innocent. Au contraire, il pourrait donner lieu à ce que l'on appelle une prophétie autoréalisatrice. La recherche montre en effet qu'un regard positif sur son propre vieillissement a une influence bénéfique sur sa santé à un âge avancé. Cette influence serait même plus puissante que celle de l'exercice physique, du tabac ou du surpoids. Dans une autre étude, l'âge de décès des participants a été confronté aux réponses qu'ils avaient données plusieurs dizaines d'années auparavant à une enquête. Les gens ayant une image positive du vieillissement vivaient en moyenne 7,5 ans de plus que ceux qui en avaient une image négative. Les chercheurs pensent qu'un état d'esprit positif réduit le stress et incite à entreprendre des activités bénéfiques pour la santé. Dans une troisième étude, on a cherché à savoir si cette attitude positive avait un effet sur le risque de mortalité, en 1993, de 6 856 personnes interrogées en 1965. Une fois encore, il s'est avéré que ce risque était plus faible pour les personnes à l'attitude positive. Les liens sociaux jouaient d'ailleurs un rôle crucial dans ces résultats : les gens « positifs » entretiennent davantage de contacts sociaux, ce qui va de pair avec une plus grande longévité. Enfin, une enquête américaine a montré que ceux qui avaient des attentes positives vis-à-vis du vieillissement à la soixantaine étaient plus heureux que les pessimistes lorsqu'ils atteignaient 70 ou 80 ans. Ce résultat restait valable si l'on tenait compte des différences d'états d'esprit entre personnes avant leurs 60 ans (certains sont par nature plus satisfaits que d'autres), des inégalités de revenus et des états de santé (facteurs qui influencent également le bonheur à 70 ans). Nous expliquerons plus loin comment l'optimisme favorise le bon fonctionnement du cerveau (notamment dans la gestion du stress et des problèmes). La lecture de ce livre pourrait d'ailleurs elle-même être un gage de longévité puisque l'on y attire résolument l'attention sur les aspects positifs du vieillissement !

À l'inverse, les stéréotypes négatifs amoindrissent les performances et le bien-être. Si l'on commence par faire lire aux personnes âgées une série de mots à connotation négative sur le vieillissement, comme « sénile », elles obtiennent de moins bons résultats au test de mémoire auquel on les soumet ensuite que si on leur fait lire des mots positifs, comme « sage ».

Il se pourrait aussi que les caractéristiques de la vieillesse nous influencent inconsciemment parce que nous les associons au déclin et à la dégradation. Pour vérifier ce point, Ellen Langer, professeur à Harvard, a observé les effets de signes de vieillissement très divers. Elle s'est par exemple demandé si les hommes qui perdent leurs cheveux précocement n'étaient pas également affectés plus tôt par les problèmes liés à la vieillesse : la calvitie est associée au vieillissement et ceux qui y sont confrontés quotidiennement risquent eux-mêmes de se sentir vieux plus tôt. Sa recherche a effectivement mis en évidence un rapport entre calvitie précoce et conscience précoce du vieillissement. Langer supposait également l'existence d'un lien entre style vestimentaire et sentiment de vieillesse : on ne s'habille évidemment pas à 60 ans comme à 25. Dans les professions impliquant le port d'un uniforme, comme chez les conducteurs de train ou les agents de police, ce facteur n'intervient apparemment pas ; tout le monde porte les mêmes vêtements et l'âge ne se voit pas à la tenue. Une personne de 20 ans en uniforme se sent peut-être plus vieille qu'elle ne l'est et une autre de 65 ans au contraire plus jeune que son âge. Les données de son étude montrent que les employés plus âgés souffrent moins vite de problèmes liés au vieillissement dans les entreprises où l'on porte un uniforme que dans les autres. Langer a également cherché à savoir si les gens mariés avec une personne plus jeune (d'au moins dix ans) se comportaient comme s'ils étaient plus jeunes et vieillissaient moins vite. Les résultats montrent que c'est bien le cas. Le partenaire plus jeune, en revanche, est plus rapidement confronté aux manifestations négatives de la vieillesse que les personnes mariées avec quelqu'un de leur âge.

Langer avait déjà étudié précédemment les influences culturelles sur le déclin de la mémoire. Elle avait constaté que les personnes âgées des campagnes chinoises subissaient moins ce déclin que nos seniors, un phénomène attribué au fait qu'elles ne sont pas exposées aux stéréotypes négatifs régnant en Occident. Son enquête montrait aussi que les Américains sourds (et, par là, moins exposés aux stéréotypes négatifs) étaient également moins confrontés à la perte de mémoire. En bref, la façon dont nous appréhendons le vieillissement et l'impact exercé sur nous par les idées dominantes n'est pas sans importance.

Un état d'esprit positif – largement justifié dans la mesure où beaucoup de personnes âgées sont en bonne santé – permet de rester jeune.

Un pianiste virtuose

Aldo Ciccolini[1] est un pianiste talentueux, encensé par la critique et qui se produit dans les plus grandes salles. Le 9 mai 2011, il a donné au Palais des congrès de Rotterdam un concert consacré à Mozart et à Liszt. Il a également interprété, en guise de bis, quelques œuvres d'autres compositeurs, dont la *Danse espagnole n° 5* de Granados. Mais qu'avait de si particulier ce récital qui justifie que nous en parlions ? Ciccolini avait 85 ans à l'époque. Le quotidien *Trouw* a publié un compte rendu élogieux de sa prestation, intitulé : « Aldo Ciccolini (85 ans), virtuose et inoubliable dans Liszt ». On y lisait que le pianiste avait su, dans son interprétation « brillamment construite au niveau mélodique » d'une paraphrase d'opéra de Liszt, « développer quand il le fallait une impressionnante puissance ». Quant aux bis, ils avaient démontré « que Ciccolini n'avait rien perdu de sa virtuosité ». Son grand âge n'avait-il donc aucune influence sur ses prestations ? Si, tout de même un peu. Le compte rendu signalait en effet que, dans la sonate en si bémol majeur (KV 333) de Mozart, l'artiste avait été victime d'un trou de mémoire, « un embarras dont il s'était d'ailleurs tiré de façon si admirable que peu de spectateurs l'avaient remarqué ». Manifestement, il arrivait donc que sa mémoire le trahisse. Et, indéniablement, c'était lié à son grand âge. Il s'était toutefois rattrapé si adroitement que l'incident était passé presque inaperçu.

Cet exemple montre que, même chez ceux qui livrent encore des prestations exceptionnelles à un âge avancé, la mémoire connaît parfois des ratés. Parmi les facultés qui se réduisent avec le vieillissement, la mémoire est la plus souvent citée. Que les personnes âgées aient plus de mal que les jeunes à retenir les informations, nous le savons depuis longtemps. Pour illustrer cette idée, Aristote utilisait l'image de la tablette de cire : une tablette neuve est tendre et facile à graver, en vieillissant, elle durcit, si bien qu'il devient plus difficile d'y écrire. De même, les personnes âgées ont plus de mal à enregistrer de nouvelles impressions. Cela fait penser à l'anecdote de cet ichtyologue (zoologue spécialisé dans l'étude des poissons) devenu doyen d'université. Il prétendait qu'à chaque fois qu'il devait mémoriser le nom d'un nouvel étudiant, il oubliait celui d'une espèce de poisson[2] ! L'idée sous-jacente est que la mémoire dispose d'un volume limité et qu'une fois celui-ci rempli, il faut en éliminer quelque chose à chaque nouvelle information engrangée. Mais bien que le raisonnement paraisse logique, les nombreuses recherches scientifiques effectuées sur la capacité de la mémoire humaine à long terme n'ont pas réussi à prouver que celle-ci pouvait être saturée. La quantité d'informations que le cerveau est à même de stocker, y compris chez les plus âgés, est inimaginable.

Encore faut-il savoir si cette information est toujours bien enregistrée et si l'on peut en toutes circonstances y avoir recours. Certaines données ne parviennent tout simplement jamais jusqu'à notre mémoire, de sorte qu'il est impossible de se les remémorer par la suite.

Par exemple, quelqu'un se présente à vous lors d'une réception réunissant un grand nombre de personnes : « Bonjour, je m'appelle Henk van der Schans. » Au même moment, vous êtes distrait par quelqu'un d'autre, à qui vous vous présentez à votre tour. Comme vous n'y avez pas prêté attention, le nom de la première personne ne s'est pas imprimé dans votre mémoire et vous ne devrez pas vous étonner de ne pas pouvoir vous en souvenir une semaine plus tard, pour la simple et bonne raison que vous ne l'aurez jamais connu. Pour pouvoir mémoriser une information, il faut y faire attention et, si possible, l'« utiliser ». Vous pouvez par exemple penser : Ah, il s'appelle Henk, comme mon voisin. Par ce biais, vous lui ménagez une place dans votre tête à côté de ce voisin, auquel le nouveau Henk van der Schans sera désormais fraternellement associé. Vous n'oublierez plus son nom ou du moins, dans cet exemple, son prénom...

Beaucoup pensent que le vieillissement va de pair avec un déclin de la mémoire. Et cela commence dès 60 ans, voire quelques années plus tôt, croit-on généralement. Mais est-ce bien exact ? La plupart de ceux que je connais dans cette tranche d'âge ne semblent pas rencontrer de problèmes de mémoire en tant que tels. Souvent, c'est chez les plus de 75 ans que le phénomène se manifeste. La science situe toutefois le début du déclin de la mémoire à un tout autre moment de la vie. Il s'amorce, tenez-vous bien, vers l'âge de 20 ans ! Entre 60 et 70 ans, la courbe des prestations moyennes de la mémoire s'infléchit plus nettement (voir figure 1). Cela s'explique notamment par le fait qu'à partir de cet âge, les gens sollicitent souvent moins activement leurs facultés mentales, en particulier après leur départ à la retraite. La plupart d'entre eux ne souffrent pourtant pas de troubles de la mémoire à proprement parler, car leurs prestations ne s'écartent pas de plus d'un point de celles de la moyenne de la population (ligne zéro).

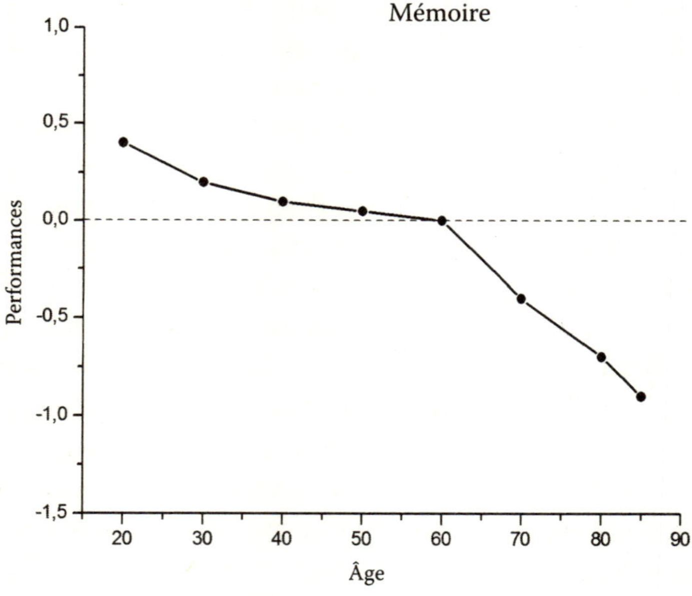

1. Diminution des performances de la mémoire en fonction de l'âge.

Le mot « mémoire » prête d'ailleurs à confusion, car il donne l'impression que nous avons affaire à une entité, à une unique faculté mentale. Or, on a découvert au cours des cinquante dernières années que la mémoire englobait différents processus. Il y a la mémoire à court terme et la mémoire à long terme. Dans le premier cas, il s'agit de retenir une donnée pendant une minute maximum, par exemple un numéro de téléphone que l'on veut composer. Rien ne doit venir nous distraire pendant ce court laps de temps, sinon nous l'oublierons. Cela vaut pour les jeunes comme pour les vieux, même si cela s'accentue avec l'âge. La mémoire à long terme concerne tout ce que nous retenons pendant plus d'une minute, même si nous faisons autre chose entre-temps. Ensuite, il y a la mémoire de travail, qui intervient lorsque des modifications se produisent dans la mémoire à court terme. Plutôt qu'un numéro de téléphone, il s'agit de retenir un nombre qui varie, par exemple lorsque nous effectuons une addition.

La mémoire à long terme est elle-même divisée en mémoire procédurale et déclarative. La première concerne les activités, comme le vélo et le piano. Nous avons un jour appris le fonctionnement des choses et enseigné à notre corps les gestes à accomplir à partir de notre mémoire procédurale. Les processus inconscients, qui deviennent automatiques à force d'être répétés, sont essentiels dans ce cadre. Si l'on pratique régulièrement la bicyclette, on n'a plus besoin de réfléchir à la façon de pédaler ou de prendre un virage. La mémoire déclarative porte en revanche sur des informations que l'on peut exprimer consciemment ou décrire, comme une liste d'achats que l'on a mémorisée. Elle peut être verbale (choses lues ou entendues) ou visuelle (choses vues). Mais l'énumération ne s'arrête pas là. En effet, la mémoire déclarative est soit sémantique, soit épisodique. La mémoire sémantique nous permet de mémoriser des concepts (et des noms de personnes), tandis que la mémoire épisodique concerne les événements. Concrètement : se souvenir de la dernière fois que l'on a fait un trajet en vélo relève de la mémoire épisodique, savoir ce qu'est un vélo relève de la mémoire sémantique et savoir comment faire du vélo, de la mémoire procédurale. La mémoire épisodique présente encore une variante particulière, dite autobiographique, qui porte sur nos parcours et expériences propres. La figure 2 illustre cette division sous forme de schéma.

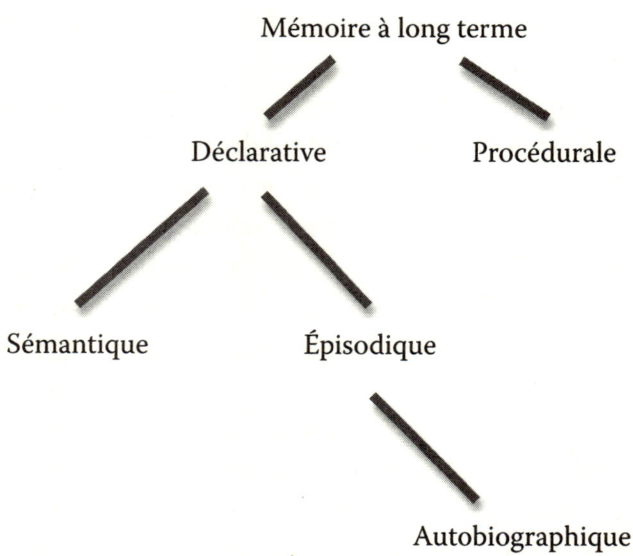

2. Division de la mémoire à long terme.

Enfin, il y a la mémoire prospective, qui porte sur les choses encore à faire : je ne dois pas oublier de téléphoner au garage dans l'après-midi, de passer chez le fleuriste puisque, ce soir, je rends visite à une vieille connaissance... et il faut aussi que je pense à changer la litière du chat. Pour expliquer ce qui décline ou non dans les fonctions de la mémoire lorsque l'on vieillit, j'examine ci-après les principaux processus décrits.

Mémoire verbale et mémoire visuelle

Comment s'appelle le beau-frère de Peter à qui nous avons parlé lors de cette soirée... Cela arrive à tout le monde d'oublier un nom. Mais quand on vieillit, le problème survient plus fréquemment. Un peu comme si l'information était complètement enfouie tout au fond d'une vieille armoire dont on a perdu la clé. Elle est bien enregistrée quelque part, mais on n'y a plus accès. La mémoire épisodique et la mémoire de travail sont celles qui sont le plus affectées par le vieillissement. Les psychologues testent souvent la première au moyen d'une liste de mots. Par exemple, le praticien lit à voix haute une série de quinze mots, « plante, barbe, chapeau, etc. ». Aussitôt après, les personnes testées sont invitées à la répéter. La plupart des gens d'âge moyen (aux alentours de 45 ans) en retiennent sept environ. Ensuite, la liste est à nouveau lue quatre fois et l'exercice est répété : cette fois, la majorité des gens peuvent citer douze mots sur quinze. Après un quart d'heure, les participants sont à nouveau interrogés et ils ont alors un peu plus de mal à se souvenir des mots. Les gens d'âge moyen en retrouvent une dizaine. Les personnes âgées d'environ 70 ans, elles, se souviennent de cinq mots aussitôt après la première lecture de la liste, de neuf après l'avoir entendue cinq fois et de sept au bout d'un quart d'heure. La mémoire des mots diminue donc considérablement avec l'âge. Cela se vérifie par exemple quand il s'agit de retenir une liste de courses, surtout si les mots n'ont pas de lien entre eux. Si vous avez besoin de six produits, tous liés à une recette précise que vous souhaitez préparer, ils seront plus faciles à mémoriser que si votre liste se compose de sucre en poudre, de yogourts aux cerises, de papier toilette, de poireaux, de macaronis et d'oranges.

Qu'en est-il de la mémorisation de récits ? Celle-ci relève également de la mémoire épisodique, mais les récits sont par nature plus structurés et plus rationnels. Sont-ils pour autant plus faciles à retenir ? L'échelle de mémoire de Wechsler est un test reconnu, utilisé par les psychologues du monde entier. Le principe consiste à faire mémoriser un petit récit aux participants. Immédiatement après, on leur demande de raconter ce qu'ils en ont retenu. Les personnes d'environ 70 ans n'ont pas plus de mal à répéter l'histoire que celles qui en ont 20. Trente minutes plus tard, on leur demande (à l'improviste) de refaire l'exercice. Cette fois, on se rend compte que les jeunes ont mémorisé nettement plus de détails que leurs aînés.

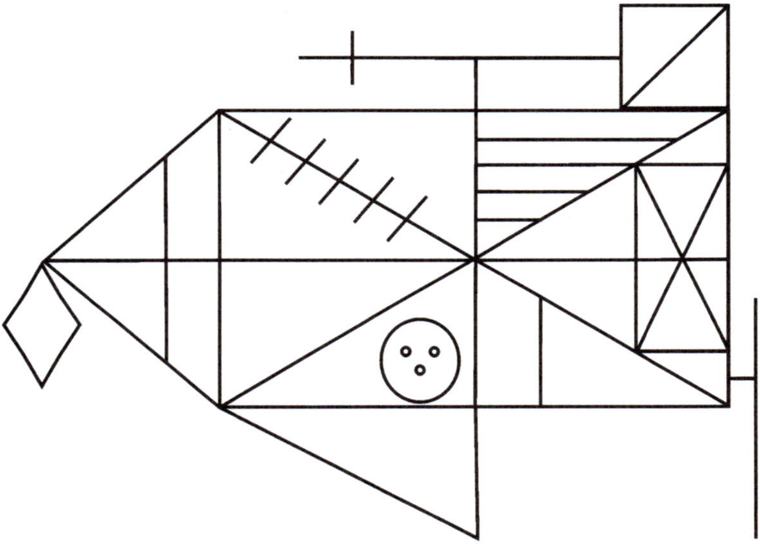

3. Exemple de test de mémoire visuelle. Un schéma complexe doit être reproduit de mémoire deux fois, à 15 minutes d'intervalle.

Les mots et les récits appartiennent au registre linguistique et dépendent tous de la mémoire verbale. Une autre catégorie, la mémoire visuelle, porte sur les choses que nous avons vues. Il ne faut pas la confondre avec la mémoire photographique, qui désigne une faculté exceptionnelle permettant à certains de mémoriser les images presque à la perfection. La mémoire visuelle est plus générale : vous vous souvenez par exemple de la maison de vos amis, peut-être pas en détail, mais dans son apparence générale. Ce type de mémoire décline-t-il aussi nettement avec l'âge que la mémoire verbale ? Effectivement, la faculté de retenir de nouvelles informations se réduit, elle aussi, de 30 % entre 20 et 70 ans. Pour évaluer celle-ci, on a souvent recours à un exercice consistant à reproduire un schéma complexe (voir figure 3). Après avoir copié le schéma, les participants sont invités à le redessiner de mémoire. Un quart d'heure plus tard, on leur demande de répéter l'exercice. Les gens de 20 ans sont capables de reproduire bien de plus de détails que les septuagénaires.

Les événements sont souvent stockés en nous sous forme d'histoires. Beaucoup de problèmes de mémoire liés au vieillissement relèvent du domaine verbal : on oublie les noms ou les histoires. Pourtant, nombre d'informations sont visuelles. Lorsqu'on se demande où l'on a mis ses clés, le fait de se remémorer le geste consistant à les déposer peut aider à rafraîchir la mémoire. C'est pareil quand on cherche son chemin. Même s'il existe aujourd'hui des systèmes de navigation et que trouver sa route en voiture n'est plus un souci, d'innombrables circonstances continuent à exiger une bonne mémoire visuelle. Par exemple, quand il s'agit de retrouver un service à l'intérieur d'un hôpital où l'on n'est allé qu'une fois, ou bien l'appartement d'une connaissance dans un vaste complexe.

La mémoire de travail

La mémoire de travail n'est autre que l'information que l'on doit garder en tête pour pouvoir exécuter une tâche. La cuisine fait partie des activités qui sollicitent largement cette faculté. En cuisinant (et en effectuant nombre d'autres tâches quotidiennes), nous devons retenir des informations pendant un court moment, afin de les avoir « sous la main ». Ces informations devant être adaptées, leur « actualisation » à mesure que la tâche progresse est cruciale. Imaginez que vous deviez préparer un repas élaboré : cuire des légumes, faire rôtir de la viande et préchauffer le four pour un gratin. Chacun de ces actes se compose d'une série d'étapes qui doivent être exécutées dans l'ordre. Il faut donc retenir à quel moment exactement l'étape suivante doit être entamée, ce qui représente pour la mémoire de travail un exercice intensif. Le calcul mental fait également appel à ce type de mémoire, qui est d'ailleurs tout aussi indispensable quand nous devons apprendre de nouvelles tâches complexes, comme le fonctionnement d'un logiciel de montage vidéo ou la pratique d'un instrument de musique.

Comme il serait fastidieux de demander à tous les participants d'une enquête sur la mémoire de travail et le vieillissement de préparer un repas, on leur fait faire des tâches comparables au calcul mental. Le N-back test, très utilisé, consiste à faire défiler une séquence de chiffres (un par un) devant les yeux d'une personne ; chaque fois qu'un chiffre revient deux fois de suite, elle doit appuyer sur un bouton (N correspond à 1, d'où le nom de « N-back »). Par exemple, si elle voit défiler les chiffres 6, 8, 4, 4, 5..., elle doit appuyer sur le bouton quand s'affiche le second 4. La consigne peut être changée en « 2-back ». Il s'agira alors de presser le bouton quand un chiffre se répète à une place d'intervalle. Dans la liste 7, 4, 3, 8, 3, 2..., ce sera au deuxième 3. Les chiffres apparaissant un par un sur l'écran, la tâche est assez complexe. Les choses se compliquent encore quand on opte pour un « 3-back » ou un « 4-back ». Comme les chiffres défilent de façon constante et qu'il faut retenir les trois précédents, la séquence doit être en permanence réactualisée dans la mémoire de travail. Les personnes âgées sont généralement moins performantes que les jeunes au N-back et la différence s'accentue quand on les soumet aux variantes plus difficiles. Diverses enquêtes ont montré que les plus âgés avaient surtout du mal à se « défaire » des informations non pertinentes. Il leur faut ignorer les chiffres devenus inutiles, tâche difficile puisqu'une seconde auparavant, ils ne l'étaient pas encore.

Non seulement les seniors sont moins à même de traiter des éléments simultanément, comme lors de la mémorisation de mots dans la mémoire verbale, mais ils éprouvent parfois plus de difficultés à faire abstraction de l'information non pertinente. Ces deux aspects influencent négativement la mémoire de travail. Cela n'est pas sans conséquences sur la vie quotidienne, en particulier lorsqu'il s'agit d'effectuer des tâches auxquelles se rattachent un grand nombre d'informations plus ou moins pertinentes. C'est notamment le cas lorsque l'on découvre un nouveau programme informatique ou que l'on essaie de se concentrer sur un livre dans une pièce où des enfants font du bruit. Les personnes âgées y parviennent moins bien car elles doivent réussir à ignorer l'information non pertinente (les bruits d'enfants) pour que celle qui est pertinente pénètre jusqu'à leur conscience. Leurs difficultés s'expliquent par un fonctionnement réduit du cortex cérébral préfrontal, qui aide à filtrer les informations sans importance. Nous y reviendrons.

Il existe une façon plus simple d'évaluer la mémoire de travail : le test de « désignation autogérée ». Une chemise contenant une série de feuilles sur lesquelles sont dessinés une dizaine de motifs abstraits (dont vous pouvez voir des exemples dans la figure 4) est remise au cobaye. Le but est de désigner un motif par feuille, au choix, mais celui-ci doit être différent à chaque page. Il faut donc pouvoir retenir dans la mémoire de travail les motifs choisis, au fur et à mesure. La tâche est, ici encore, plus ardue pour les seniors. Bien qu'il n'ait en apparence pas grand-chose à voir avec les problèmes de mémoire quotidiens, ce test sollicite une faculté importante, que nous utilisons souvent : pouvoir distinguer une chose déjà vue d'une nouveauté. Si vous découvrez une nouvelle peinture au mur chez des amis et faites un petit commentaire, ils apprécieront. Mais si, lors des visites suivantes, vous parlez à chaque fois de la peinture comme si vous ne l'aviez jamais vue, ils commenceront à se faire du souci pour votre mémoire.

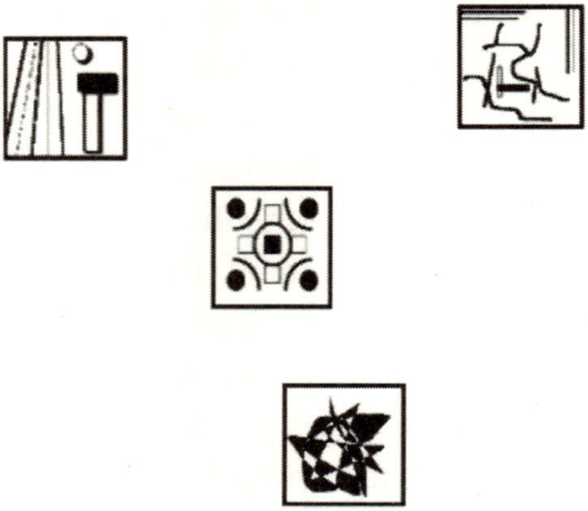

4. Exemple de motifs abstraits utilisés dans le test de « désignation autogérée ». On ne peut choisir le même dessin qu'une seule fois, ce qui implique de mémoriser ceux que l'on a déjà choisis.

Flexibilité de pensée

Selon des chercheurs de l'université de Nancy, les araignées sont moins habiles au tissage lorsqu'elles se font vieilles. Ils ont observé la zygielle des fenêtres, une espèce très courante en Europe, et ont conclu qu'à un âge avancé, celle-ci « perdait des mailles » en fabriquant sa toile. Concrètement, l'équipe a évalué des toiles d'araignées de différents âges selon les critères de la forme, de la régularité et du nombre de mailles. Les toiles des plus vieux spécimens se sont avérées plus irrégulières. Des erreurs se traduisant par de larges espaces entre les fils ont également été décelées. Chez les zygielles de 8 mois (l'espèce a une espérance de vie de 12 mois environ), les toiles étaient presque inconsistantes faute de symétrie dans leur structure. Tout en admettant que le sujet doit être approfondi, les chercheurs estiment que cette diminution des performances peut être imputée au vieillissement des cellules nerveuses des araignées. Cette recherche pourrait, selon eux, éclairer les mécanismes du déclin lié au vieillissement chez les humains.

Les gens plus âgés exécutent-ils moins bien les tâches complexes ? De fait, il est avéré que les performances de la mémoire ne sont pas les seules à diminuer lorsque l'on vieillit. Le même déclin affecte les fonctions dites exécutives, c'est-à-dire les aptitudes de base dont nous avons besoin pour exécuter une tâche : organiser, planifier, se mettre au travail, rester concentré, gérer les impulsions, réguler les émotions, s'adapter et ajuster. En bref, il s'agit des facultés mentales liées à la coordination et au contrôle de notre comportement. Elles nous permettent de savoir quelle attitude adopter dans une situation donnée et de réprimer ou de réfréner celles qui ne sont pas opportunes. En conduisant, nous devons par exemple réprimer l'envie de continuer à rouler quand le feu est orange et nous arrêter, même si nous sommes pressés, sans quoi nous risquons de brûler un feu rouge. Rester focalisé sur la tâche que l'on est en train d'accomplir malgré les distractions constitue une autre fonction exécutive clé. Au volant, les distractions peuvent être nombreuses : belles maisons de part et d'autre de la route, affiches publicitaires colorées, appel téléphonique... Il est important de pouvoir ignorer tout cela pour rester concentré sur la circulation.

Les personnes âgées ont parfois plus de mal à faire abstraction des informations non pertinentes.

Les fonctions exécutives sont également déterminantes quand on cuisine. Le chercheur canadien Fergus Craik a imaginé une expérience culinaire virtuelle permettant de comparer la faculté à planifier des tâches de personnes de différents âges. Sur un écran, il leur a montré les composants d'un petit-déjeuner américain traditionnel, des toasts aux pancakes en passant par le café, chacun assorti de son temps de préparation. Il s'agissait d'un écran tactile : en touchant du doigt l'un des éléments, on « entamait » sa préparation. Le but était que tout soit prêt en même temps et que la table ait été dressée dans l'intervalle. Pour cela, il fallait déplacer des assiettes et des couverts situés en bordure d'écran jusqu'à leur emplacement assigné sur la table. Craik avait aussi prévu une variante plus compliquée, dans laquelle les éléments étaient présentés sur des écrans séparés. Il fallait donc pouvoir passer de l'un à l'autre pour surveiller leur préparation. Outre la capacité de planifier et de garder une vue d'ensemble, cette tâche faisait appel à la mémoire prospective, qui porte sur les choses restant à faire. Pour évaluer la façon dont le participant avait contrôlé la préparation des aliments, on a déduit le temps idéalement nécessaire pour tout préparer du temps total qu'il lui avait fallu. Plus le résultat était élevé, plus cela indiquait que la personne avait eu du mal à contrôler l'ensemble des temps de cuisson. La faculté de planifier et de prévoir a été mesurée en calculant le temps écoulé entre les moments où la préparation du premier plat et celle du dernier s'étaient achevées. Idéalement, il ne devait pas y avoir de différence du tout puisque tout était censé être servi simultanément. Plus le temps écoulé était long, plus la personne avait éprouvé des difficultés à planifier.

Qu'a-t-on constaté ? Les participants plus âgés (en moyenne 70 ans) ont eu nettement plus de peine que les jeunes (en moyenne 20 ans) à surveiller le temps de préparation des aliments. Ils s'en sont également moins bien tirés pour ce qui concerne la planification, mais uniquement dans la version difficile du test, lorsque les aliments apparaissaient sur différents écrans. Les résultats de l'expérience corroborent donc ceux de nombreuses autres recherches – portant il est vrai sur des tâches plus abstraites – qui ont montré que les personnes âgées avaient davantage de difficultés à planifier.

On peut entre autres citer le test des tracés (ou *Trailmaking Test,* TMT), qui consiste à tracer le plus rapidement possible une ligne entre des lettres et des chiffres dispersés sur une feuille en les classant dans l'ordre suivant : 1 – A - 2 – B - 3 – C – etc. On compare ensuite les résultats obtenus avec ceux d'une version plus simple, dans laquelle il n'y a que les chiffres : 1 - 2 - 3 – etc. La différence entre le temps mis à effectuer la première et la deuxième tâches indique l'effort que cela a coûté à la personne de *switcher* mentalement entre deux catégories, en l'occurrence entre des chiffres et des lettres. Vous pouvez faire l'expérience vous-même avec les chiffres et les lettres de la figure 5.

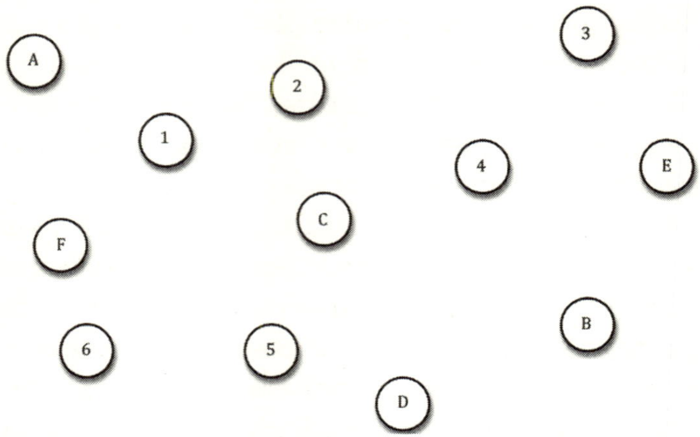

5. Variante du *Trailmaking Test* dans laquelle il s'agit de tracer une ligne entre un chiffre et une lettre en suivant l'ordre de succession (1 – A, 2 – B, etc.), et cela le plus rapidement possible.

Le jeu de société « Set ! » est un bon test de flexibilité mentale, auquel vous pouvez facilement jouer chez vous. Si vous affrontez vos petits-enfants adolescents, ne vous étonnez pas de vous faire battre, même si vous avez à bien des égards des avantages sur eux, une meilleure connaissance du monde et sans doute aussi une plus grande expérience dans la pratique des jeux. Au Set !, on commence par disposer sur la table douze cartes portant des symboles colorés. Les cartes présentent quatre caractéristiques – une couleur, un nombre, un motif et une forme – se déclinant en trois variantes. Tous les joueurs cherchent simultanément à composer un set, c'est-à-dire un ensemble de trois cartes qui ont une caractéristique en commun ou qui n'en partagent aucune. On ajoute ensuite des cartes au fur et à mesure que des sets sont composés et leurs cartes retirées du jeu.

La flexibilité mentale vous permet de passer d'une catégorie à l'autre (couleur, forme, nombre, motif) pour déterminer si elles sont présentes en quantité suffisante. Sans oublier la catégorie « 1 de chaque sorte », qui oblige à faire attention à toutes les catégories en même temps. Et Set ! ne mise pas seulement sur la flexibilité mentale. La rapidité est également déterminante. Qui sera le premier à voir les combinaisons possibles ? Peut-être les personnes âgées sont-elles simplement un peu moins rapides et leur flexibilité de pensée n'est-elle pas tant en cause...

Par flexibilité, on désigne la faculté de passer d'une manière de penser (comme le tri par la forme) à une autre (le tri par couleur). La rapidité suppose que l'on soit capable de parcourir très vite les cartes des yeux, pour ensuite en dresser mentalement la liste : où sont les vertes, les rouges, les carrées, les rondes, et combien y en a-t-il de chaque sorte ?

Rapidité de pensée

De quoi les gens se plaignent-ils en vieillissant, lorsqu'ils atteignent les 70 ans ? Le plus souvent de désagréments physiques et de l'abandon forcé de certains hobbys, activités ou contacts sociaux. En dehors des considérations physiques, ils insistent généralement sur une baisse d'efficacité de la mémoire. La diminution de la concentration est parfois évoquée elle aussi, ainsi que le fait de se laisser plus facilement distraire par les stimuli environnementaux.

Mais concernant la rapidité de pensée, les plaintes sont rares. C'est logique, car la vitesse n'est pas souvent un but en soi, mais plutôt un moyen. L'objectif est de comprendre la notice que l'on est en train de lire ou de retenir les trois messages que la voisine nous a demandé de transmettre. Néanmoins, beaucoup de seniors remarquent qu'ils ont besoin de plus de temps que les jeunes pour assimiler une information. Si cela va vite, ils ont du mal à suivre, alors qu'ils n'ont aucun problème lorsque le rythme est plus lent. Deviendrions-nous donc mentalement plus lents avec les années ? S'agissant des performances physiques, nous trouvons cela évident : un homme de 75 ans ne peut pas courir aussi vite qu'un homme de 40 ans. Mais cela vaut-il également pour l'esprit ?

La réponse est oui : la rapidité de pensée diminue lorsque nous vieillissons et c'est même la faculté mentale qui décline le plus fortement. Timothy Salthouse, un chercheur faisant autorité dans le domaine du vieillissement cognitif, affirme que ce ralentissement est à l'origine de toutes les autres formes de déclin mental. Le déclin des autres fonctions est donc en grande partie imputable à la perte de rapidité mentale. L'information est capitale dans la mesure où nous touchons là au cœur même du déclin lié au vieillissement.

Comment peut-on mesurer la rapidité de pensée ? Il existe deux types de tests : l'un mesure les temps de réaction, l'autre se concentre plutôt sur la rapidité d'exécution d'un processus de pensée. Dans le premier, il est généralement demandé d'appuyer sur un bouton ou d'écrire :

la vitesse motrice du doigt ou de la main intervient donc également. Par exemple, vous disposez d'un tableau avec cinq boutons lumineux qui s'allument de façon aléatoire. Vous devez alors presser le plus rapidement possible celui qui vient de s'allumer. Rien de sorcier, donc. On peut compliquer légèrement les choses en donnant l'instruction de presser le bouton situé à droite de celui qui s'allume. Cela prend plus de temps et les erreurs sont plus fréquentes. De nombreuses recherches ont été effectuées sur les temps de réaction de personnes appartenant à différentes tranches d'âge. Elles ont montré que ceux-ci augmentaient progressivement à partir de la vingtaine. Si l'on traduit graphiquement cette évolution de la vitesse de réaction, cela donne une ligne droite qui s'infléchit petit à petit à partir de 20 ans. Le déclin est lent, mais continu.

Étant donné l'importance de la réactivité au volant, il est recommandé aux conducteurs de plus de 70 ans de régulièrement tester cette faculté. Plutôt que d'utiliser un tableau à boutons lumineux, il semble préférable de faire ce genre d'évaluation dans l'environnement le plus réaliste possible. Les neuropsychologues de l'université de Groningue utilisent un simulateur de conduite ; la personne testée y est confrontée à des situations très réalistes. Parfois, elle doit freiner subitement et donner un coup de volant. Il faut non seulement pouvoir appuyer très rapidement sur la pédale de frein quand un piéton traverse à l'improviste, mais aussi évaluer en un instant une situation complexe, ce qui exige également une grande rapidité de pensée. Les situations varient continuellement. Par exemple, pour effectuer un dépassement sur l'autoroute, il est nécessaire de s'assurer que personne n'arrive derrière vous à une vitesse supérieure à la vôtre. Cela implique quelquefois de décider en une fraction de seconde de déboîter ou non. La diminution de la vitesse de réaction avec l'âge ne signifie évidemment pas que les seniors soient forcément plus dangereux sur la route. Seuls ceux qui ont une réactivité et des fonctions exécutives très amoindries sont concernés. Cela vaut pour 20 % environ des plus de 70 ans, qui obtiennent à ce test des résultats inférieurs à la moyenne. Mais il y a aussi de nombreux seniors qui conduisent très bien. En mars 2012, une octogénaire sud-africaine a été distinguée par le gouvernement parce qu'en soixante ans de conduite, elle n'avait jamais reçu la moindre contravention. Le ministre des Transports a souhaité en faire un exemple pour la population. Il faut dire que, chaque année, les comportements téméraires au volant font de nombreux morts sur les routes sud-africaines.

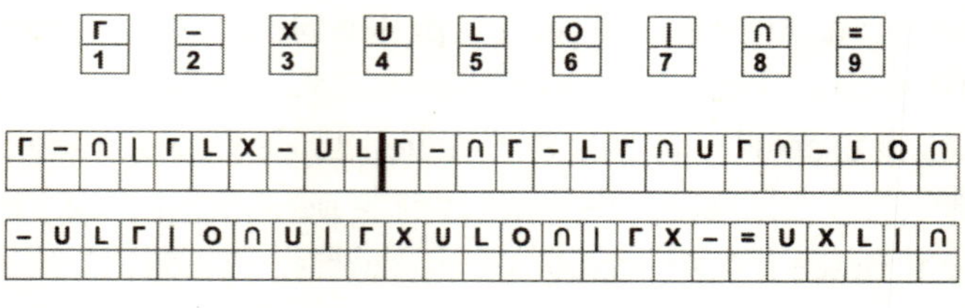

6. Une variante du test de substitution chiffres et symboles : le chiffre correspondant doit être noté sous chaque symbole. Les participants ont 90 secondes pour compléter le plus grand nombre de cases possibles.

La rapidité de pensée (dont la vitesse de réaction est un aspect) est importante dans bien d'autres situations lors desquelles nous devons traiter de nombreuses informations en peu de temps, par exemple lorsque le plombier nous explique les différentes fonctions de notre nouvelle chaudière, ou encore dans un environnement où les stimuli sont multiples, comme une rue commerçante fréquentée. Cette faculté est également précieuse lorsque nous devons suivre une conversation impliquant plusieurs locuteurs : le rythme est rapide et l'un n'a pas encore terminé sa phrase que l'autre prend déjà la parole.

Le test dit de « substitution chiffres et symboles » est couramment utilisé pour mesurer la rapidité de pensée. Il ne dure que quelques minutes. La personne testée reçoit une feuille avec des cases contenant des symboles abstraits. Le but consiste à inscrire un chiffre dans chaque case en fonction d'un code, donné en haut de la feuille, qui associe des chiffres aux symboles. Si le code indique que le symbole Γ correspond à 1 et que le symbole | correspond à 7, vous devez indiquer sous ces symboles les chiffres en question. Ces derniers sont notés à la main. La tâche n'est donc pas difficile, mais il faut pouvoir l'exécuter rapidement et compléter le plus de cases possible, sans commettre d'erreurs, en une minute et demie. Une foule d'études exécutées partout dans le monde au cours des cinquante dernières années ont montré que ce test permettait de mesurer les tout premiers signes de déclin liés au vieillissement. Il s'agit donc d'un test pointu, capable de détecter de légères évolutions dans les facultés mentales. Les performances diminuent dès 20 ans (on remplit moins de cases correctement) et ne cessent ensuite de décliner (figure 7).

Le test de substitution chiffres et symboles, qui fait lui-même partie d'un test général d'intelligence, peut donc être considéré comme le moyen d'évaluation le plus fiable du déclin cognitif lié au vieillissement. Il est d'ailleurs utilisé par les neuropsychologues du monde entier pour évaluer, en combinaison avec une série d'autres examens, le déclin mental chez des personnes âgées envoyées chez eux par leur médecin.

Mais que mesure précisément ce test ? La rapidité de pensée n'est pas la seule à intervenir, pourrait-on croire. Comme le chiffre doit être noté, le fait que certains puissent écrire plus rapidement que d'autres, ce qui est avant tout une question de motricité, pourrait jouer. La mémoire de travail intervient également, car si l'on retient en partie le code et que l'on n'est pas sans arrêt obligé d'y retourner, on gagne du temps. Mais bien que ce test fasse appel à différentes fonctions, une comparaison avec d'autres tests du même type (ne nécessitant pas d'écrire ni de mémoriser un code) a montré qu'il mesurait avant toute chose la rapidité de pensée. Autre observation intéressante : alors que l'on a souvent observé des résultats très différents entre jeunes et seniors dans ce test, la rapidité d'écriture, elle, ne varie pas. Certains indices suggèrent d'ailleurs que tous effectuent le test de la même façon, en utilisant la même stratégie : ils regardent toujours brièvement le code avant de remplir une case. La principale différence entre les deux groupes réside dans le temps nécessaire pour parcourir les symboles et les chiffres et passer à l'action (noter le chiffre correspondant dans ce cas).

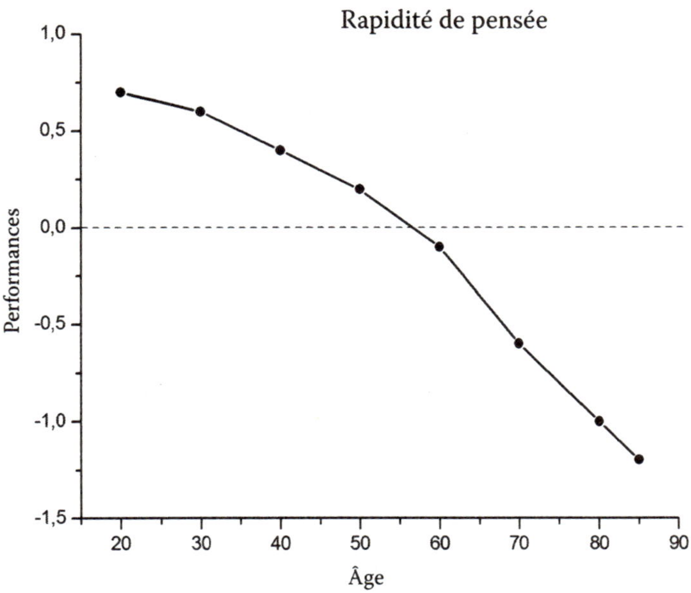

7. La rapidité de pensée diminue avec l'âge.

Un nombre significatif d'études ont montré que, de toutes les fonctions cognitives, la rapidité de pensée était celle qui régressait le plus avec l'âge. Le maintien à niveau de cette faculté a des implications très concrètes : les personnes âgées chez qui elle reste relativement bonne peuvent garder plus longtemps leur indépendance. Il est en outre apparu que son déclin pouvait expliquer dans une large mesure celui d'autres fonctions cognitives, comme l'avait déjà supposé Salthouse. L'université de Londres a par exemple effectué une série de tests sur deux groupes, des jeunes d'environ 23 ans et des seniors d'environ 68 ans. Outre un test de mémoire, les participants ont été soumis à un exercice de planification et d'anticipation (fonctions exécutives) ainsi qu'à un test de rapidité de pensée. Les chercheurs ont constaté que les seniors s'en sortaient moins bien que les jeunes du point de vue de la mémoire, mais que si l'on tenait compte de la rapidité, cette différence disparaissait ! Ce n'était pas le cas si l'on prenait en considération les différences observées concernant d'autres fonctions mentales, ce qui confirme bien que la vitesse de pensée explique en bonne partie les écarts de performance de mémoire entre jeunes et moins jeunes.

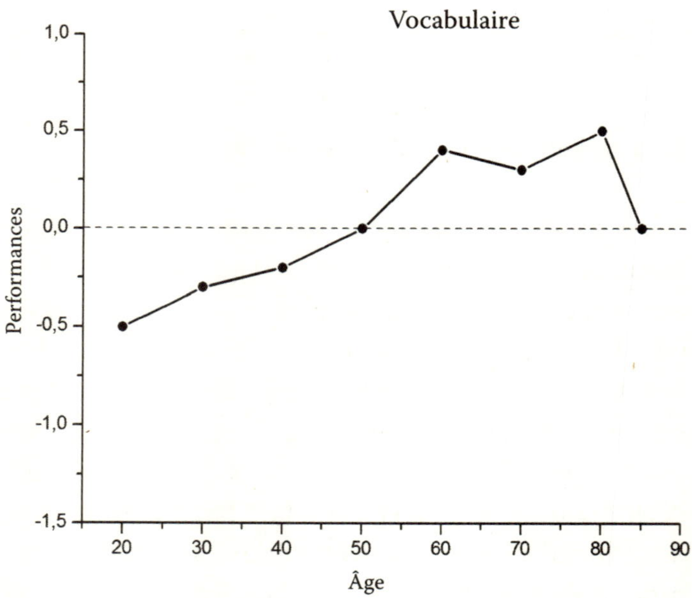

8. Le vocabulaire et la connaissance du monde augmentent jusqu'à l'âge de 80 ans.

Réserves

Quel que soit son état d'esprit, les facultés mentales d'une personne – mémoire épisodique, mémoire de travail, fonctionnement exécutif et rapidité de pensée – déclinent lorsqu'elle vieillit. Le tableau est-il pour autant entièrement noir ? Certainement pas. Comme nous allons le voir, il y a aussi des aptitudes mentales par lesquelles les personnes âgées se distinguent. Je n'en citerai provisoirement que deux : la connaissance du monde et le vocabulaire. Par connaissance du monde, on désigne tout ce qui relève de la culture générale, comme le fait de savoir qui est le président de tel ou tel pays ou comment s'appelle la plus haute montagne du monde. Pour tester la connaissance du vocabulaire, on demande au participant d'expliquer la signification d'un terme avec ses propres mots, autrement dit, de jouer au dictionnaire. Que signifie par exemple le mot « élite » ? Ou « éloquent » ? Les termes sont sélectionnés avec soin et sur la base d'un échantillon de population fiable pour qu'il soit possible d'évaluer un individu par rapport à la moyenne. Le vocabulaire est crucial pour une bonne maîtrise du langage. Les seniors sont meilleurs que leurs cadets dans les tests de connaissance du monde et de vocabulaire. Les capacités de lecture et de compréhension de récits ne déclinent pas non plus significativement avec l'âge, du moins en l'absence de problèmes de vue ou de concentration. En revanche, la lecture et la compréhension d'essais, qui sollicitent davantage la mémoire de travail, deviennent un peu plus fastidieuses, mais cela se remarque surtout bien après 70 ans.

Les aptitudes qui ne sont pas altérées par le vieillissement, voire qui s'améliorent légèrement, sont appelées, dans le jargon, « intelligence cristallisée ». Il s'agit de la somme des connaissances et des compétences engrangées au cours de la vie. La connaissance du monde et le vocabulaire en sont des éléments importants. Les capacités comme la mémoire de travail, les fonctions exécutives et la rapidité de pensée, qui déclinent avec l'âge, sont appelées « intelligence fluide ». Celle-ci recouvre les facultés nécessaires pour résoudre de nouveaux problèmes, indépendamment des connaissances acquises. Peut-elle être améliorée ? C'est une question essentielle. Si la réponse est positive, cela signifie que l'on peut aussi contrer ou compenser le déclin lié à l'âge. Ce sujet sera traité en détail dans un autre chapitre.

L'essentiel des connaissances

- La faculté de mémoriser de nouvelles informations décline avec l'âge.
- La rapidité de pensée, le pouvoir de concentration et la flexibilité mentale (le fait de pouvoir passer rapidement d'une manière de penser à une autre) diminuent également.
- Le déclin de la rapidité de pensée commence dès notre vingtième anniversaire et est progressif ; il ne survient donc pas soudainement ni systématiquement à l'âge de la retraite.
- En vieillissant, on a plus de mal à ignorer les informations sans importance.
- Il y a également des fonctions mentales qui ne sont pas affectées par le vieillissement ; certaines, comme la connaissance du monde et le vocabulaire, vont même en s'améliorant.
- Un regard positif sur le vieillissement a un impact plus grand sur notre santé que l'exercice physique, le tabagisme ou le surpoids.

Une humeur tranquille

Pourquoi les personnes âgées sont émotionnellement plus stables

En janvier 1990, l'écrivain anglais Roald Dahl, alors âgé de 73 ans, passait ses vacances en Jamaïque avec sa femme, sa fille et sa petite-fille. Côté santé, les années précédentes n'avaient pas été une sinécure. Il avait subi plusieurs opérations aux intestins et sa vue baissait. Mais même si, aux dires de son biographe, Donald Sturrock, il marchait un peu comme une girafe rhumatisante, il était d'humeur tranquille et joyeuse, un état que renforçait le généreux soleil. Dahl vivait dans le présent et profitait des gens qu'il aimait. « Comme un lion grisonnant entouré de trois charmantes lionnes », décrit Sturrock, manifestement amateur de métaphores empruntées au règne animal. Cet état d'esprit a persisté après ce séjour sous les tropiques : au crépuscule d'une vie intense, l'homme semblait avoir atteint un point de repos. Lui-même écrivait : « Une sorte de sérénité vous enveloppe comme un brouillard tiède. La lutte est terminée. Les mouvements se font plus lents. Rien ne presse. On a tout le temps du monde. L'interminable combat pour atteindre l'exceptionnel a pris fin[1]. »

Vieillesse ne rime pas pour tout le monde avec tranquillité d'esprit. Selon la théorie du psychologue américain Erik Erikson (1902-1994), le développement psychosocial passe par une série de crises, la dernière débutant vers 65 ans. Il la nomme « phase de l'intégrité personnelle *versus* désespoir ». La personne fait alors le bilan de sa vie ; s'il est positif, elle pourra jeter un regard satisfait sur le passé. Ce qu'Erikson entend par « intégrité personnelle », c'est la convergence plus ou moins parfaite entre la vie que l'on voulait vivre et celle que l'on a vécue. Si la personne est mécontente de sa vie et du rôle qu'elle y a joué, elle éprouvera plutôt du désespoir. Pour beaucoup de gens, ce ne sera ni blanc, ni noir. Même si Erikson a formulé cette théorie à un âge où il ignorait encore comment les choses tourneraient pour lui, il est devenu bien plus tard un parfait exemple d'« intégrité personnelle » : il a atteint l'âge de 91 ans, savourant ses dernières années auprès de sa femme Joan, heureux de ce qu'il avait accompli. On a souvent aperçu le couple main dans la main, se regardant amoureusement dans les yeux.

Dahl et Erikson ont gagné en calme et en satisfaction au fil des années. La stabilité émotionnelle augmenterait-elle avec l'âge ?

Changements dans la personnalité

La stabilité émotionnelle est avant tout un trait de caractère. Certains n'y sont pas très enclins : ils perdent vite leur sang-froid. Quand ils cassent une tasse, ils réagissent comme si le monde s'écroulait. Les petits désagréments de la vie, comme le fait de rater son bus ou d'oublier son portefeuille, suffisent à les mettre sens dessus dessous. Face à la critique, ils doutent ou s'irritent. Ils sont souvent inquiets ou tendus, craignant non seulement d'éventuels malheurs, mais aussi le jugement d'autrui. Un rien les embarrasse, ils ont tendance à ruminer et sont plus vite effrayés face au danger. Les psychologues parlent à leur sujet de névrotisme ou encore d'instabilité émotionnelle. Environ 15 % de la population obtient des résultats élevés aux enquêtes mesurant cette affection. Les névrotiques sont sensibles, ce qui n'est pas une mauvaise chose en soi, mais a aussi des inconvénients : les individus concernés sont davantage que les autres exposés à des troubles psychiques comme la dépression ou l'angoisse.

« Les personnes âgées sont souvent difficiles, capricieuses. » Du moins si l'on en croit le stéréotype. Pourtant, il ne correspond pas à la réalité : au contraire, le névrotisme diminue avec l'âge. Les personnes âgées sont plus équilibrées et moins irritables. En cas de catastrophe, les jeunes semblent plus rapidement bouleversés que leurs aînés. Des recherches, menées notamment par l'université de Stanford, montrent que les gens deviennent plus stables en vieillissant. Les sexagénaires sont mieux dans leur peau que les individus de 20 à 40 ans. Ils éprouvent moins de sentiments négatifs, du moins jusqu'à ce qu'ils atteignent les 70 ans. Ensuite, ceux-ci augmentent à nouveau, sans toutefois atteindre les niveaux constatés chez les jeunes. Ce phénomène est d'ailleurs probablement lié à la baisse des capacités physiques due à l'âge et à la disparition d'êtres chers. Il pourrait aussi être causé par des modifications intervenant dans le cortex préfrontal (partie antérieure de notre cerveau), zone par laquelle nous contrôlons nos sentiments. Mais en général, l'humeur des personnes âgées est plus constante que celle des jeunes. Comme elles relativisent plus facilement les sentiments négatifs, elles gèrent également mieux les situations difficiles, tels les conflits personnels. Les seniors sont donc moins névrotiques, ce qui se répercute aussi dans leur sensibilité aux problèmes psychiques. Les troubles psychiques apparaissent généralement avant 40 ans. Interrogé sur les bienfaits de sa psychothérapie, le journaliste Henk Spaan, populaire dans les milieux de gauche des années 1970, fit un jour cette réponse : « Peut-être, mais vieillir, cela aide aussi. »

« Les personnes âgées se plaignent plus. » Voilà un second stéréotype qui semble ne pas tenir la route. Une vaste enquête réalisée aux États-Unis a précisément montré que les gens jeunes ou d'âge moyen se plaignaient plus de leurs petits maux que leurs aînés, cela alors qu'en principe ils étaient en bien meilleure santé. L'altruisme semble être un autre trait de personnalité évoluant avec l'âge. On désigne par là le comportement plus ou moins amical et coopératif, ou encore tolérant et serviable, d'une personne. Les gens altruistes sont agréables à fréquenter. Ils ne sont pas du genre à se mettre en travers du chemin des autres ou à adopter une attitude négative. Tout comme le névrotisme, l'altruisme, quantifiable à l'aide d'un questionnaire, est observé dans le monde entier et chez les gens de toutes cultures, même s'il peut varier fortement d'un individu à l'autre. Dans ce domaine, nous nous bonifions donc plutôt avec le temps. Nous verrons ci-après pourquoi les personnes âgées sont plus équilibrées et plus résistantes au stress que les jeunes et à quoi cela correspond en termes d'anatomie cérébrale. Nous verrons aussi qu'il y a des exceptions à la règle et que la dépression et l'apathie peuvent s'aggraver à un âge avancé.

Vivre le moment présent

Les scientifiques avancent divers arguments pour expliquer la plus grande stabilité émotionnelle des personnes âgées. Celles-ci ayant par exemple déjà traversé de nombreuses situations difficiles, elles sont moins atteintes quand l'une d'elles se produit. Une hypothèse intéressante consiste à dire que, comparés aux jeunes, les seniors ne sont plus autant tournés vers le futur et que, par conséquent, ils se fixent moins sur les choses restant à atteindre, mais davantage sur l'expérience du lieu et du moment présents. Cette attitude procure une plus grande sérénité et permet de mieux apprécier les petites choses qui rendent la vie agréable. Les jeunes sont parfois disposés à accepter les situations pénibles (comme un chef tyrannique) pour se rapprocher d'un objectif à long terme (une promotion). Pour les personnes âgées, les objectifs sont devenus moins importants, si bien qu'elles y réfléchissent à deux fois avant de subir telle ou telle situation. Selon une autre explication possible, les personnes âgées sont moins exigeantes et plus vite satisfaites que les jeunes. Peut-être parce qu'elles ont gagné en sagesse et en réalisme, ou, tout simplement, parce qu'elles placent la barre moins haut : elles tiennent compte des limites liées à leur âge. Les résultats de plusieurs enquêtes vont dans ce sens. Il se pourrait aussi que les plus âgés sachent mieux ce qui les rend heureux, cela leur permettrait de faire de meilleurs choix au quotidien. Certaines enquêtes ont notamment montré que les personnes âgées regrettaient moins souvent leurs achats que les jeunes. Cela s'explique par une moindre impulsivité et par une plus grande faculté à retenir les aspects positifs d'un article, une compétence vérifiée par des études sur la mémorisation d'informations relatives aux produits. À d'autres tests de mémoire (lors desquels il s'agissait de retenir une série de mots ou de lieux), on a constaté que, si les plus âgés avaient plus de peine que les jeunes à retenir des mots neutres et sans lien entre eux, ils étaient souvent aussi bons lorsqu'ils devaient mémoriser des combinaisons de mots significatives, investies d'une charge émotionnelle. La combinaison « rue, voile, souris » sera par exemple plus facilement mémorisée par les jeunes, mais ce ne sera pas le cas pour « été, fête, musique ».

Susan Charles et Laura Carstensen, chercheuses à l'université de Californie, ont formulé à ce sujet une hypothèse intéressante. Elles pensent que la perte de rapidité mentale accompagnant le vieillissement pourrait influencer positivement le fonctionnement socio-émotionnel ; il est parfois préférable de ne pas réagir trop rapidement. Ainsi, lorsque quelqu'un fait une remarque piquante au détour d'une conversation, il est souvent préférable de peser ses mots plutôt que de répondre du tac-au-tac.

Enfin, la diminution des émotions négatives chez les personnes âgées s'explique par un dernier élément : elles se sont entraînées à gérer leurs émotions. Elles sont en quelque sorte devenues des expertes en ce domaine. Ce sujet vaut la peine d'être examiné plus en détail. Mais au préalable, nous devons en savoir plus sur les émotions en général.

L'importance des émotions

À quoi ressemblerait la vie si nous ressentions toujours la même chose, si nous étions en permanence dans le même état d'esprit ? Elle serait probablement bien terne. De plus, l'absence d'émotions nous rendrait indécis et serait même dans certains cas dangereuse. Nous ne ressentons pas les émotions pour rien : elles sont là pour nous signaler ce qui est important. Elles nous aident au moment de prendre des décisions difficiles, comme l'achat d'une maison (« Je m'y suis tout de suite senti bien », entend-on souvent). C'est la peur qui nous fait fuir à toutes jambes face à un animal dangereux ou bondir en arrière lorsque nous avons commencé à traverser la rue distraitement et qu'une voiture s'approche à vive allure ; le fait de tomber amoureux est crucial pour engager une relation sentimentale ; la colère indique que nous n'apprécions pas une situation et réclamons un changement...

Les émotions jouent également un rôle essentiel dans notre vie sociale. Le sociopsychologue amstellodamois Gerben van Kleef a montré que, sans émotions, nous ne savons pas ce qui motive les autres, ce qu'ils espèrent de nous et ce que nous pouvons attendre d'eux[2]. Mais les émotions ont aussi leurs revers : elles peuvent être perturbantes et avoir une influence négative sur notre vie. Songez par exemple à la mélancolie persistante, qui se change en dépression sans que l'on ait eu le temps de s'en rendre compte. La bonne gestion des émotions au quotidien est un art. La personne qui est capable d'identifier, de nommer et de comprendre ses émotions est plus équilibrée, plus saine et peut apporter davantage aux autres que celle qui n'y parvient pas.

L'un des fondateurs de la psychologie moderne, le professeur allemand Wilhelm Wundt (1832-1920), a affirmé en 1903 que l'on pouvait appliquer aux émotions trois critères de classement. Cette répartition est toujours utilisée aujourd'hui. D'abord, les émotions diffèrent par leur dimension positive ou négative. Inutile de démontrer que la joie est positive et que la tristesse est négative. Dans la catégorie « tristesse », il y a en outre toute une série de gradations ; une tristesse profonde est plus négative qu'un soupçon de tristesse. Les émotions se différencient également par le type d'actions qu'elles suscitent : évitement ou rapprochement. La peur incite à éviter certaines choses, tandis que la colère conduit parfois à l'affrontement. Enfin, le troisième critère de Wundt réside dans l'excitation physique qui accompagne l'émotion. Cette excitation peut se traduire par une accélération du pouls et de la respiration, une hausse de la tension et une augmentation de la transpiration. Son importance est primordiale car elle prépare en quelque sorte le corps à l'action. Mais lorsqu'elle se prolonge trop longtemps, comme c'est le cas chez les gens sujets à la dépression ou aux crises d'angoisse, elle devient malsaine. Il est donc fondamental de pouvoir maîtriser nos émotions. Bien que nous prétendions volontiers que nos sentiments nous submergent, nous pouvons influer sur leur intensité et leur nature.

Cerveaux âgés et émotions

Nous n'envisageons pas tous nos émotions de la même façon. Beaucoup ne pensent pratiquement pas à leur équilibre émotionnel et en parlent peu. Il est pourtant très important de se sentir bien dans sa peau. Contrairement aux enfants, les adultes sont censés pouvoir maîtriser leurs émotions. Il est vrai que laisser transparaître de l'agacement lorsque notre chef nous confie une fois de plus une tâche qui nous rebute, par exemple, peut nous coûter notre emploi.

Les émotions négatives sont généralement gérées de deux façons : soit on les réprime, soit on réinterprète la situation de telle manière qu'elles deviennent moins négatives. Dans le premier cas, on freine les manifestations d'émotion ; on se compose une attitude ou on contrôle son élocution et ses gestes pour dissimuler sa peur, sa colère ou sa tristesse. La répression émotionnelle consiste donc à faire comme si de rien n'était même lorsque intérieurement on est tremblant de peur, déchiré de tristesse, dévoré de jalousie ou bouillant de colère. Le fait de pouvoir réprimer ses émotions est parfois important, par exemple lors de négociations, quand on veut cacher que l'on convoite très fortement quelque chose.

La réinterprétation est une stratégie bien différente. Elle signifie que l'on se concentre sur la cause de l'émotion et que l'on tente de l'interpréter autrement. Par exemple, si votre partenaire se montre dur avec vous, vous pouvez soit le prendre mal et entamer une discussion, soit vous dire qu'il a eu une journée difficile, qu'il n'est pas en forme ou qu'il a des problèmes au travail. Dans le second cas, vous serez mieux disposé à son égard et l'émotion ressentie sera moins négative. La réinterprétation peut passer par la relativisation ou par la prise en compte des circonstances, considérées comme la cause d'un événement malheureux. Imaginons que, dans le train, quelqu'un renverse du café bouillant sur ma jambe. Cet incident, à mes yeux maladroit, m'irrite. Pourtant, je ne dis rien parce qu'il n'est pas dans mes habitudes de réprimander un inconnu. Ce silence ne rend évidemment pas mon émotion moins négative. En revanche, si je pense au fait que le wagon a subi une secousse et que mon compagnon de voyage au gobelet de café ne pouvait sans doute pas contrôler ses gestes, ma colère retombe immédiatement.

De nombreuses recherches ont montré que la réinterprétation était une meilleure manière de gérer ses émotions que la répression. Elle permet aux personnes de se sentir plus positives tout en réduisant leur pouls et leur tension, qui s'étaient emballés sous le coup de l'émotion. La répression, elle, n'agit pas sur ces deux phénomènes. Elle n'a pas non plus d'effet sur la production de cortisol, une hormone dont le taux augmente dans les moments d'émotion et de stress. Un pouls rapide ainsi qu'une tension et un taux de cortisol élevés pendant une période prolongée nuisent à la santé[3].

La stratégie de la réinterprétation est donc préférable non seulement pour l'esprit, mais aussi pour le corps. Les gens qui en font un large usage ont moins de problèmes cardiovasculaires et souffrent également moins du déclin de leurs capacités mentales en vieillissant. Indépendamment de cela, ils sont plus équilibrés du point de vue émotionnel et entretiennent de meilleures relations avec leur entourage.

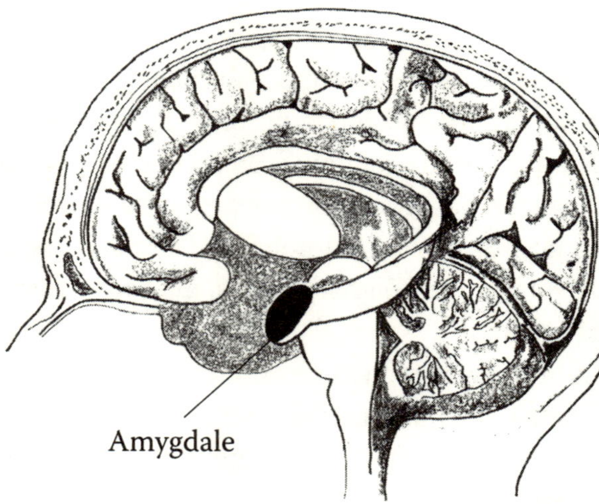

9. Emplacement de l'amygdale dans le cerveau.

Que se passe-t-il dans notre cerveau lorsque nous ressentons une émotion ? Notre amygdale entre en activité. L'amygdale est une petite structure située dans le lobe temporal de notre cerveau, fondamentale pour le ressenti des émotions (voir figure 9). En cas d'émotion négative prolongée, elle reste active. Cela s'accompagne d'une accélération du pouls, d'une hausse de la tension et d'une augmentation du taux de cortisol. Lorsque les sentiments négatifs s'atténuent, l'activité de l'amygdale diminue en proportion. Le fait d'envisager différemment la situation entraîne une augmentation de l'activité dans la partie antérieure du cerveau. Cette zone freine en quelque sorte l'activité de l'amygdale, si bien que la personne se calme.

Qu'en est-il chez les personnes âgées ? Plusieurs études fondées sur des examens au scanner ont révélé que le schéma d'activité du cerveau corroborait le constat selon lequel les plus âgés gèrent en général mieux leurs émotions. Chez les septuagénaires, on observe que la partie antérieure du cerveau, ou cortex préfrontal, est plus active lors de la réinterprétation des situations émotionnelles que chez les sujets d'environ 25 ans. Elle exerce un contrôle sur les autres zones du cerveau, ce qui n'est pas sans conséquences pour le ressenti des émotions. Alors que le cortex préfrontal est plus actif chez les vieux que chez les jeunes, l'activité de l'amygdale diminue avec l'âge. Il semblerait donc que les premiers sollicitent davantage que les seconds la partie antérieure de leur cerveau. Par conséquent, ils parviennent mieux à calmer l'amygdale. Cela tient probablement à leur plus grande expérience dans la gestion des émotions. Les recherches consacrées à l'optimisme montrent qu'un état d'esprit positif va de pair avec une activité des zones cérébrales qui permettent le contrôle des émotions (dans le cortex préfrontal). Voilà qui pourrait expliquer pourquoi les personnes âgées à l'humeur positive sont plus résistantes au stress et à l'adversité.

Une enquête australienne portant sur 242 personnes âgées de 12 à 79 ans nous apprend que la stabilité émotionnelle a un lien direct avec l'âge : plus on est vieux, plus notre humeur est stable. 80 participants ont été soumis à un scanner du cerveau tandis qu'ils regardaient des photographies de personnes au regard apeuré ou satisfait. On a constaté chez les plus âgés une plus forte activité dans la partie antérieure du cerveau face aux photographies de gens apeurés, mais une moindre activité face aux visages heureux. Comme ces zones du cerveau sont liées à la régulation des émotions, les chercheurs en ont conclu que les personnes âgées étaient apparemment plus aptes à contrôler leurs émotions négatives, mais qu'elles avaient moins de prise sur les émotions positives, auxquelles elles étaient sans doute plus ouvertes.

Une triste fin de vie

Malgré cette capacité accrue à gérer les émotions, les personnes âgées ne sont pas à l'abri de la dépression. En rendant visite à sa mère, Corrie (77 ans), Karin (48 ans) avait remarqué que, depuis quelque temps, son moral s'était dégradé. Corrie était également moins loquace au téléphone. Le père de Karin était décédé cinq ans auparavant et, bien que sa mère ait apparemment bien géré ce deuil, tout est remonté à la surface quatre années plus tard lorsqu'elle a également perdu sa meilleure amie. Jusqu'ici, cet abattement n'était pas permanent, mais depuis que sa mère avait fait une chute dans sa cuisine, Karin avait constaté qu'elle était constamment morose. Même si le médecin n'avait observé qu'une légère ecchymose au bras et à l'épaule droite, elle avait de fortes douleurs et était obligée de demander de l'aide pour se coiffer. Elle regardait devant elle d'un air éteint pendant de longs moments et avait perdu l'appétit. Quand un accompagnateur de la maison de repos lui proposait d'occuper son temps en s'adonnant à un hobby, elle rejetait catégoriquement l'idée. Elle avait toujours aimé le bricolage créatif, mais cela ne lui disait plus rien. Une semaine après sa chute, le médecin lui a prescrit des antidépresseurs. Karin espérait qu'ils feraient rapidement effet et que sa mère redeviendrait elle-même. Effectivement, son état mélancolique a semblé s'améliorer. Faisant tout pour soutenir sa mère, Karine a appelé ses amis et sa famille à la rescousse, afin qu'elle reçoive des visites régulières.

Les tendances dépressives sont un peu plus fréquentes chez les personnes de plus de 70 ans, comme dans l'exemple que nous venons de donner. En Europe, 12 % de cette classe d'âge en souffrent, contre 9 % chez les gens d'âge moyen. Cependant, les dépressions graves sont plus rares chez les seniors. Il faut en effet distinguer tendances ou sentiments dépressifs et dépression proprement dite. Les sentiments dépressifs sont moins graves et ne réunissent que quelques symptômes de la dépression, comme la mélancolie et l'apathie. Les personnes en proie à ces sentiments profitent moins des événements de tous les jours et sont d'humeur atone. Elles paraissent ne s'intéresser qu'à leur propre sort et qu'aux aspects négatifs de la vie. Les activités quotidiennes semblent avoir perdu leur sens, leur intérêt pour les contacts sociaux et les hobbys diminue. Ces personnes peuvent aussi devenir irritables, renfermées, voire inactives. Si cet état persiste pendant plus de deux semaines et empêche de vivre normalement, une dépression est diagnostiquée. Les symptômes peuvent être graves : la personne dépressive reste au lit, ne parle presque plus et a des idées morbides, parfois même suicidaires. Une aide professionnelle lui est alors proposée.

Le fait que les personnes âgées soient légèrement plus sensibles aux tendances dépressives ne semble pas avoir de rapport avec la gestion des émotions, puisque nous avons vu que la capacité à assimiler et transformer un sentiment négatif ne diminue pas avec l'âge, bien au contraire. Comment s'explique alors ce phénomène ? Nous ne le savons pas encore de façon précise, mais pouvons citer une série de raisons possibles. Tout d'abord, les personnes âgées sont à l'évidence davantage confrontées à la perte d'êtres chers, comme cela a été le cas de Corrie. Ensuite, une diminution de l'activité physique et mentale peut favoriser l'apparition de sentiments dépressifs. Des handicaps comme le fait de marcher difficilement ou de faire de fréquentes chutes ne portent évidemment pas à la bonne humeur et semblent, à en croire plusieurs études, liés à cette maladie. Autrement dit, les gens qui ont des problèmes de santé se sentent plus facilement dépressifs. Peut-être Corrie a-t-elle mesuré à cause de sa chute toute la vulnérabilité de son corps âgé et se voit-elle déjà en mamie boitillant derrière un déambulateur ? La tendance dépressive peut également être causée par un sentiment d'insatisfaction vis-à-vis du passé, cela même qu'Erikson nomme « désespoir ». Ceux qui sont mécontents de la façon dont leur vie s'est déroulée et de leur rôle dans celle-ci sont d'après lui exposés à ce sentiment. Le constat selon lequel les personnes âgées issues de catégories socioéconomiques inférieures présentent davantage de symptômes dépressifs en est peut-être un signe. En effet, les recherches ont montré que le lien entre statut socioéconomique et sentiments dépressifs n'avait rien à voir avec un moins bon accès aux soins de santé. Les entretiens avec des psychothérapeutes ou, dans certains cas, des membres d'une communauté religieuse peuvent aider les personnes âgées qui ressentent du désespoir à accepter leur passé.

Enfin, certaines modifications du cerveau pourraient être à l'origine de la dépression. L'une d'elles est l'atrophie des neurones dans des zones importantes pour l'assimilation des émotions négatives. On peut aussi citer la calcification des artères (artériosclérose), qui réduit l'afflux d'oxygène dans certaines zones du cerveau, et les infarctus légers, qui affectent le tissu cérébral. La dépression peut aussi apparaître dans les cas de début de démence. Il est possible qu'elle résulte d'une détérioration du tissu cérébral due à la maladie d'Alzheimer. Le diagnostic et le traitement sont alors d'une grande importance car, heureusement, une fois traitée, la tendance dépressive s'atténue chez beaucoup de patients âgés.

Relations sociales

Notre vie émotionnelle est étroitement liée à notre fonctionnement social. Les liens sociaux sont importants pour tout le monde, en particulier pour les personnes âgées, que le départ à la retraite, notamment, prive de nombreux contacts quotidiens. Les humains étant des êtres sociables, la plupart d'entre nous trouvent désagréable de rester seuls pendant une longue période. Les personnes âgées, plus encore que les jeunes, apprécient généralement les contacts sociaux. Elles sont plus sensibles au rôle positif de leur entourage. Lors d'une enquête, on a enregistré des conversations de couples sur un sujet divisant les deux partenaires. Des couples jeunes et moins jeunes participaient à l'expérience. Les enregistrements ont ensuite été « disséqués ». Interrogés sur l'opinion de leur conjoint, les vieux couples sont apparus nettement plus positifs que les jeunes ; plus positifs même que des observateurs neutres, a-t-on noté. Les contacts sociaux sont bons pour notre bien-être émotionnel et, par-delà, pour nos facultés mentales. Après une hémorragie cérébrale, par exemple, la mémoire et la concentration se rétablissent plus rapidement chez les personnes bénéficiant d'un large soutien social. La recherche a montré que, chez les hommes âgés vivant seuls depuis quelques années, les facultés mentales déclinaient davantage que chez ceux qui vivaient avec quelqu'un.

Non seulement les personnes âgées tirent profit des relations sociales, mais elles en ont une meilleure intelligence. Des chercheurs de l'université du Michigan ont montré que les gens de plus de 60 ans démêlaient et résolvaient mieux les conflits que leurs cadets. Ils ont comparé trois groupes de participants : les 25-40 ans, les 41-60 ans et les 60 et plus (70 ans en moyenne). Tous ont été invités à réfléchir à une série de situations fictives tournant autour d'un conflit interpersonnel. Il y avait par exemple le cas de figure suivant, abordant les difficultés liées à l'immigration. De nombreux citoyens du Kirghizistan ont emménagé au Tadjikistan, attirés par la forte croissance économique du pays. Ces Kirghizes tentent de conserver leur mode de vie et leurs habitudes, tandis que les Tadjiks voudraient qu'ils s'adaptent aux leurs. Les questions suivantes ont été posées aux participants de l'étude : « Que pensez-vous qu'il se passera dans le futur ? » et « Pourquoi pensez-vous que les choses évolueront de cette façon ? » Les réponses ont été évaluées par un panel de spécialistes selon des critères fondés sur la littérature consacrée au discernement et à la sagesse, approuvés par une équipe de conseillers et de scientifiques. Pour faire preuve d'intelligence sociale, une réponse devait traduire une ou plusieurs de ces aptitudes : la capacité de se mettre dans la peau des gens impliqués dans le conflit ; la notion que la situation peut changer ; une flexibilité suffisante pour prédire plusieurs développements possibles ; la conscience que beaucoup de choses sont incertaines et que notre connaissance est limitée ; la recherche d'une solution ou d'un compromis.

L'analyse des réponses des différents groupes (jeunes, âge moyen, personnes âgées) a montré que les plus âgés obtenaient les meilleurs résultats dans le domaine de l'intelligence sociale. À la question concernant les problèmes des Kirghizes émigrés au Tadjikistan, un participant plus âgé a par exemple répondu[4] : « Les Tadjiks devraient d'un côté permettre aux Kirghizes de conserver leurs habitudes, de l'autre, prendre des initiatives stimulant leur intégration. Il doit être possible de trouver des formules qui unifient le pays sans porter atteinte à l'identité de chacun ; par exemple, la combinaison de différentes coutumes. » Cette réponse témoigne clairement d'une disposition au compromis. Un jeune participant a en revanche répondu : « Je suis certain que chaque culture va conserver ses propres habitudes. Il est peu probable que quelqu'un change sa manière de vivre uniquement parce qu'il a emménagé dans une autre région. » Un autre signe d'intelligence sociale, à savoir la faculté d'adopter le point de vue d'autrui, s'est avéré plus fréquent chez les participants plus âgés. Elle transparaît notamment dans la réponse suivante, toujours liée au dilemme des Kirghizes du Tadjikistan : « Les gens finissent par s'intégrer, même si cela peut prendre plusieurs générations. Des influences réciproques sont exercées, mais les habitants du pays hôte voient cela de leur propre point de vue et ont tendance à considérer que les nouveaux venus dénaturent le pays. Ils ne se mettent pas forcément à la place de l'autre. Les immigrés, quant à eux, peuvent être inquiets à l'idée que leurs enfants soient différents de ce qu'ils auraient été dans leur pays d'origine. » Chez les participants plus jeunes, les allusions à la possibilité d'adopter le point de vue de la partie adverse étaient moins fréquentes. Un jeune participant a par exemple répondu : « Cela va se passer comme aux États-Unis : ceux qui privilégient l'économique voudront favoriser l'immigration, tandis que les traditionalistes voudront la limiter et voter des lois imposant l'usage exclusif de la langue locale. Les politiques seront sous pression et il se présentera sans doute un leader de gauche ou de droite qui militera pour ou contre l'immigration. » Les chercheurs ayant systématiquement trouvé plus de réponses faisant preuve d'intelligence sociale chez les vieux que chez les jeunes, ils en concluent que les seniors sont plus doués pour raisonner sur des situations sociales complexes. Ils suggèrent donc de les impliquer dans des domaines comme la justice, le conseil ou les négociations, bref dans les situations nécessitant la résolution de conflits entre groupes sociaux.

L'essentiel des connaissances

- En vieillissant, nous sommes moins perméables aux sentiments négatifs. Les personnes âgées sont plus équilibrées et gèrent mieux leurs émotions.
- Les personnes de 60 ans et plus se sentent plus heureuses que les personnes ayant entre 20 et 40 ans.
- Les personnes âgées sont généralement plus affables que les jeunes de 20 ans.
- Chez les 70 ans et plus, les sentiments dépressifs sont plus fréquents que chez les gens d'âge moyen. En revanche, les dépressions graves sont plus rares chez les seniors.
- Grâce à leur expérience de vie, les personnes âgées ont une meilleure compréhension des situations sociales complexes.

Cellules grises

L'anatomie du cerveau des seniors

Lorsque l'on pénètre par une journée ensoleillée dans le bâtiment de brique rouge du n° 37 de l'avenida Dr Arce, à Madrid, il faut un certain temps pour que les yeux s'habituent à l'obscurité relative qui règne à l'intérieur. Nous sommes à l'Institut Cajal, un centre de recherche neurologique fondé au début du XXe siècle, qui a eu pour premier directeur le prix Nobel Santiago Ramón y Cajal. Cajal est connu pour ses dessins minutieux de cellules du cerveau (neurones) et le développement de méthodes permettant leur représentation précise. Son travail a également été déterminant pour notre compréhension de l'évolution des neurones au cours du vieillissement. Dans la bibliothèque de l'institut, on peut voir le bureau de chêne sur lequel Cajal a réalisé d'innombrables schémas anatomiques, accomplissant là un vrai travail de bénédictin. On peut aussi consulter les archives dans lesquelles sont rassemblés les originaux. Leur découverte reste une expérience très particulière : on y décèle à la fois le génie scientifique et le talent artistique. Ces dessins rendent dans le moindre détail les neurones, avec tous leurs prolongements. Pour arriver à une telle précision, Cajal utilisait des substances chimiques qui coloraient les tissus. Leur structure devenait alors clairement visible au microscope. La méthode avait été mise au point peu de temps auparavant par le médecin et scientifique italien Camilo Golgi. Cajal utilisait de fines tranches de tissu cérébral prélevées sur des personnes décédées.

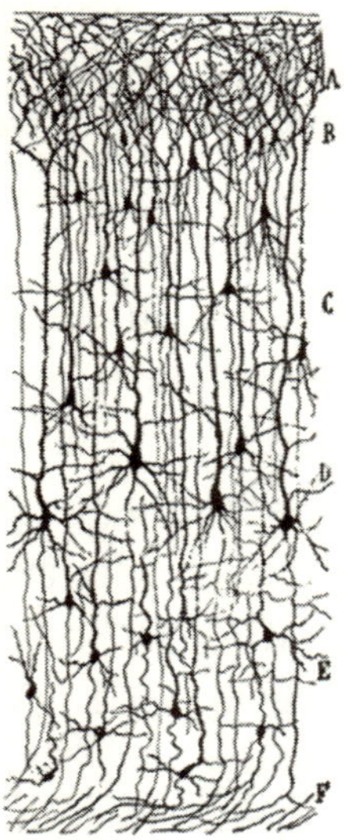

10. Dessin des neurones réalisé par le prix Nobel et spécialiste du cerveau Santiago Ramón y Cajal (1852-1934).

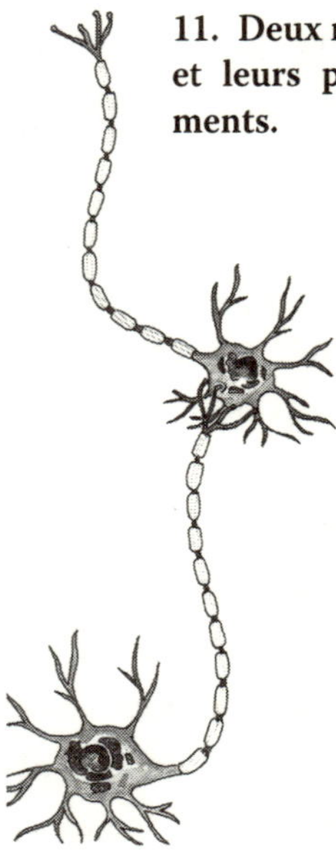

11. Deux neurones et leurs prolongements.

Ces observations minutieuses ont permis à Cajal de balayer la théorie jusque-là dominante (et également défendue par Golgi) selon laquelle le cerveau se composait d'un réseau de cellules interconnectées, agencées à la façon d'une toile d'araignée. Cajal a découvert que les cellules nerveuses ne se touchent pas, mais sont toujours séparées par un minuscule vide, appelé « fente synaptique ». Si les neurones communiquent entre eux, ce n'est pas parce qu'ils sont physiquement connectés, mais parce que des substances chimiques messagères (neurotransmetteurs) comblent la distance les séparant. Ces substances partent d'un neurone et établissent le contact avec le suivant en se fixant aux récepteurs de sa paroi cellulaire, un peu comme une clé rentre dans une serrure. C'est ainsi que se transmettent les signaux. Chaque substance possède son propre récepteur.

Grâce aux importantes découvertes de Cajal, nous en savons plus sur le fonctionnement du cerveau. La communication entre neurones est la base de fonctions mentales comme la mémoire, la concentration ou la réflexion. Si nous voulons savoir ce qui change dans notre cerveau lorsque nous vieillissons, nous pouvons regarder sur un dessin de Cajal quels sont les éléments importants. La figure 10 reproduit l'un de ces dessins. Les points noirs représentent les corps cellulaires des neurones, que l'on pourrait aussi nommer « centres de contrôle ». Les petits prolongements qui en sortent sont les dendrites. Les longs « fils » sont les axones, le long desquels les neurones s'envoient mutuellement des signaux (appelés « influx »). La figure 11 représente de façon simplifiée deux neurones connectés.

Comme on le voit clairement sur la figure 11, chaque neurone possède un long prolongement, l'axone, et de très nombreuses dendrites. Les axones sont enrobés d'un tissu graisseux, appelé myéline, qui favorise la rapidité de transmission des signaux. Les zones du cerveau où un grand nombre d'axones convergent sont appelées « matière blanche » en raison de la couleur des couches de myéline. La « matière grise » se situe principalement en périphérie, dans le cortex (ou écorce), où l'on trouve aussi les corps cellulaires des neurones. Une IRM permet de distinguer très nettement la matière blanche et la matière grise.

Les neurones utilisent donc des substances messagères, les neurotransmetteurs, pour échanger des signaux entre eux. Ces neurotransmetteurs augmentent ou réduisent les chances que le neurone en question se « dépolarise », c'est-à-dire qu'un signal électrique soit émis depuis le noyau de la cellule jusqu'à l'extrémité de l'axone. Le neurone suivant peut alors entrer en activité et, à sa suite, un circuit tout entier. Un circuit se compose de groupes de neurones (des centaines de milliers), appartenant parfois à différentes zones du cerveau, qui entrent en contact et collaborent à l'exécution de tâches comme la lecture ou l'élocution. Cajal a montré que les neurones, qu'il considère comme les briques de notre cerveau, étaient à la base de notre activité cérébrale. Le cerveau en compte une centaine de milliards répartis en quatre grandes zones : le lobe frontal, le lobe temporal, le lobe pariétal et le lobe occipital (voir figure 12).

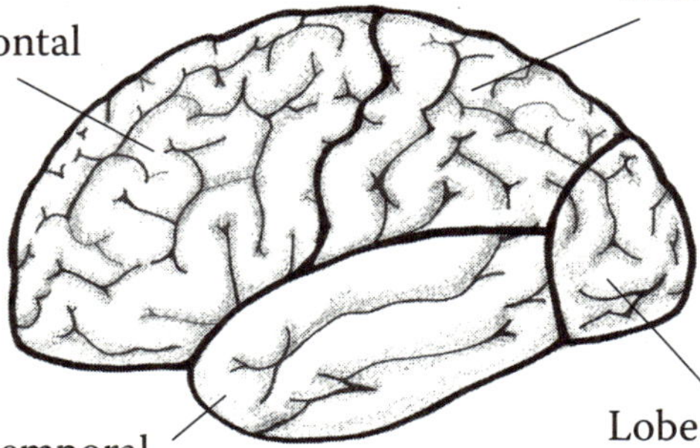

12. Le cerveau se compose de quatre lobes : le lobe frontal, le lobe temporal, le lobe pariétal et le lobe occipital.

Que se passe-t-il dans notre tête lorsque nous vieillissons ? Nous avons de bonnes raisons de supposer que des changements s'opèrent puisque, comme nous l'avons vu, nos facultés mentales évoluent et qu'elles sont indissociablement liées à l'anatomie et au fonctionnement de notre cerveau. Mais de quels changements s'agit-il précisément ? Sont-ce les neurones qui meurent ? La forme ou la composition de leur noyau cellulaire qui se modifie ? Ou bien les responsables sont-ils les prolongements, le réseau de filaments, ou encore les tissus graisseux entourant les axones, qui favorisent la rapidité de l'activité cérébrale (myéline) ? Et quelle est la partie du cerveau qui a le plus à souffrir de ces changements ? Autant de questions qui nous engagent à regarder d'un peu plus près le système neuronal. Mais au préalable, quelques mots sur les processus généraux de vieillissement de notre corps ne feront pas de mal.

Le vieillissement des cellules

Les cellules cérébrales sont soumises au même processus de vieillissement que les autres cellules du corps. De nombreuses recherches ont montré que l'insuline était d'une grande importance dans ce processus dans la mesure où cette hormone constitue un élément essentiel du métabolisme qui, avec les années, cause l'« usure » accompagnant le vieillissement. L'insuline est impliquée dans une réaction en chaîne incluant d'autres substances sécrétées par notre organisme, dont certaines hormones apparentées. Cette interaction métabolique est appelée « système insuline ». Une activité relativement faible de ce système est synonyme d'allongement de la vie. Il faut pour cela absorber peu de calories. En d'autres termes : les gens qui mangent peu et absorbent quotidiennement une ration de nourriture saine vivent plus longtemps. Cette idée n'est pas neuve. Au IIe siècle après J.-C., le médecin grec Galien affirmait déjà que manger peu était un moyen efficace pour vivre vieux. Alvise Cornaro, qui officiait au XVIe siècle, en était intimement convaincu lui aussi. Le faible nombre de calories est une caractéristique du régime Okinawa, dont je parlerai plus tard. Pour vivre vieux et en bonne santé, il est donc recommandé de manger peu. Chez certains, c'est un comportement naturel : la tendance à s'alimenter avec modération est inscrite dans leurs gènes. Bien que le mécanisme précis expliquant pourquoi le fait de s'alimenter peu permet de vivre plus longtemps ne soit pas encore complètement élucidé, les biologistes pensent qu'en période de disette, lorsqu'un organisme reçoit peu de nourriture, une réaction physiologique protégeant les cellules par le biais d'une transmission réduite du signal de l'insuline se met en place afin d'augmenter les chances de survie. En d'autres termes, les cellules s'usent moins vite en cas d'activité métabolique moindre[1].

Le « stress oxydatif » est un mécanisme apparenté, jouant lui aussi un rôle important dans le vieillissement. Il porte ce nom parce qu'il s'agit d'une agression chimique des cellules par des espèces réactives oxygénées. Ce stress s'accumule au fil du temps et nuit aux cellules, en particulier à l'ADN, c'est-à-dire à l'information génétique qu'il contient. On parle de stress oxydatif quand une quantité anormalement élevée d'espèces réactives oxygénées – des radicaux libres, par exemple – est produite. Ces espèces étant principalement produites pendant la respiration, elles nous concernent tous. Mais alors qu'on a longtemps pensé que le stress oxydatif était en toute circonstance nuisible aux cellules de l'organisme, des indices découverts ces dernières années suggèrent qu'il ne l'est qu'en grande quantité. Le fait de manger beaucoup accroît le métabolisme et, par conséquent, le stress oxydatif, tandis que le fait de manger peu exerce un effet protecteur.

L'activité du système insuline n'est pas la seule à influencer le vieillissement de nos cellules. Il y a bien d'autres choses à citer, comme la détérioration progressive des mitochondries au fil des années. Les mitochondries sont des constituants essentiels des cellules, y compris des neurones, qui jouent un rôle important dans le métabolisme. L'affaiblissement de nos poumons et de notre cœur intervient également. Les vaisseaux deviennent à la fois plus durs et plus fins, si bien qu'une moindre quantité de nutriments et d'oxygène parvient au cerveau. Cela peut entraîner l'hypoxie, c'est-à-dire un taux d'oxygène anormalement bas, ou, dans le pire des cas, l'anoxie, manque total d'oxygène à la suite duquel les cellules sont affectées et meurent. Ce phénomène peut contribuer de manière directe à la détérioration des fonctions cérébrales.

Un cerveau de 115 ans

Il y a une vingtaine d'années à peine, les scientifiques pensaient qu'un grand nombre de cellules cérébrales mouraient avec l'âge. Selon eux, le processus s'enclenchait dès la naissance et s'accélérait surtout à partir de 70 ans. Des recherches récentes ont toutefois montré que la plupart des cellules du cerveau restaient en bon état, voire intactes jusqu'à la mort (du moins en l'absence d'affection cérébrale). C'était à coup sûr le cas pour Hendrikje van Andel, qui a vécu jusqu'à 115 ans et dont le cerveau a été examiné par les neuropathologistes de la faculté de médecine de l'université de Groningue aussitôt après son décès. C'est toujours un exploit de fêter ses 100 ans, mais ça l'était plus encore pour Hendrikje quand on sait qu'à sa naissance, en 1890, elle ne pesait que 1 600 grammes et avait peu de chances de survivre. Enfant, elle avait une santé fragile. Elle est tombée malade dès son premier jour d'école, si bien que ses parents ont décidé de la garder à la maison, où elle a suivi les leçons de son père, un enseignant. Un métier qu'elle a elle-même choisi plus tard. À 105 ans, Hendrikje vivait encore seule. Ensuite, sa mauvaise vue l'en a empêchée : elle n'y voyait plus rien. Mais mentalement, elle était encore alerte et en phase avec son temps. La radio, qu'elle écoutait chaque jour, lui permettait de suivre de près l'actualité politique et sportive. À 82 ans, Hendrikje, qui n'imaginait pas vivre si longtemps, avait décidé de faire don de son corps à la science. À 111 ans, elle a pris contact avec le Centre médical universitaire de Groningue pour demander si un corps si vieux et si fragile pouvait encore être d'une quelconque utilité. Les scientifiques ont alors décidé de lui rendre visite. Ils lui ont expliqué que l'examen de son corps était en réalité d'une grande importance pour la recherche scientifique et lui ont demandé si elle acceptait de participer à une série de tests cognitifs. Heureuse du rôle qu'on lui proposait, elle s'est prêtée au jeu. Les tests ont été effectués à deux reprises, à ses 112 ans et à ses 114 ans. Ils ont montré que sa mémoire était encore particulièrement bonne pour une personne de son âge. Ses performances dans le domaine de la mémorisation de petits récits étaient même légèrement supérieures à celles de la moyenne des septuagénaires. Les tests de concentration et d'identification d'objets au toucher se sont également bien passés. Lors de la seconde rencontre, elle a eu un peu plus de difficultés en ce qui concerne la mémoire de travail et la réflexion. Elle ne présentait toutefois ni trouble cognitif réel, ni symptômes de la maladie d'Alzheimer. Cela a d'ailleurs pu être vérifié lors de l'examen post mortem de son cerveau. Les tissus cellulaires étaient remarquablement bien conservés. Contrairement à ce que l'on observe chez les gens atteints de la maladie d'Alzheimer, ils ne présentaient que peu d'agrégats de protéines et pratiquement pas de neurones atrophiés ou morts. Les signes de calcification des vaisseaux étaient négligeables. La cause du décès n'avait d'ailleurs rien à voir avec le cerveau puisque celui-ci était dû aux métastases d'une tumeur à l'estomac. L'examen de son ADN a entre-temps montré que l'hérédité expliquait sans doute dans une large mesure la bonne condition dans laquelle son cerveau était resté jusqu'à cet âge avancé : Hendrikje possédait systématiquement la bonne variante d'une série de gènes liés à la maladie d'Alzheimer. Sa mère avait atteint les 100 ans, ce qui témoigne d'une composante héréditaire. Selon les chercheurs de Groningue, ces données uniques prouvent qu'un âge très avancé n'est pas forcément synonyme de déclin prononcé du cerveau ou de maladie cérébrale. Ce qui n'empêche pas que des modifications se produisent dans le cerveau avec le temps, y compris chez les personnes en bonne santé.

Modifications du cerveau liées au vieillissement

Lorsque nous vieillissons, le poids et le volume du cerveau diminuent généralement. Le cerveau grandit jusqu'à notre vingt et unième anniversaire environ. Au siècle passé, on n'était considéré comme majeur qu'à partir de cet âge. D'un point de vue scientifique, on pourrait donc affirmer que 21 ans est un âge moins arbitraire que 18. Entre le début de la vingtaine et le début de la cinquantaine, le volume du cerveau reste plus ou moins constant, même s'il diffère d'une personne à l'autre. Ensuite, il commence à diminuer lentement (au total, d'environ 10 %). Il faut attendre le quatre-vingtième anniversaire pour constater une forte diminution. Certaines zones, comme le cortex frontal et l'hippocampe (figure 13), sont plus affectées que d'autres par le vieillissement. On l'observe à la réduction du volume de la matière grise et blanche, mais aussi à la baisse de l'activité dans ces zones. Le cortex frontal intervient largement dans tout ce qui est planification, prévision, mémoire de travail, organisation et contrôle du comportement. L'hippocampe nous est indispensable pour la mémorisation à long terme, notamment pour le stockage de l'information. Le cortex frontal est également important pour la mobilisation de l'information stockée. Si les personnes âgées oublient plus facilement des choses, c'est donc peut-être parce que leur hippocampe s'est quelque peu atrophié et qu'elles ont plus de mal à emmagasiner les informations.

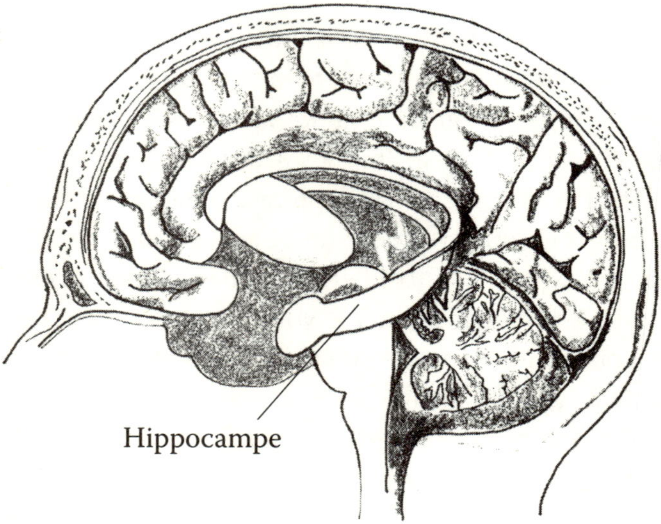

13. Emplacement de l'hippocampe dans le cerveau.

Les enquêtes à grande échelle utilisant les IRM pour mesurer le volume du cerveau montrent que les zones antérieures de celui-ci sont celles qui s'atrophient le plus, alors que les parties postérieures sont davantage épargnées. Certaines études comparent un groupe de personnes âgées (par exemple dans la tranche 60 à 80 ans) avec un groupe plus jeune (les 20 à 40 ans). Cette méthode n'est cependant pas idéale dans la mesure où les groupes diffèrent selon d'autres variables que l'âge : le style de vie, la nature des contacts sociaux et les habitudes alimentaires peuvent peser dans la balance. D'un point de vue scientifique, il est plus probant de suivre le même groupe de personnes sur une longue période, en les soumettant par exemple à une IRM tous les dix ans afin d'observer la façon dont le volume de leur cerveau diminue. On parle alors d'étude longitudinale.

La neurologue américaine Susan Resnick, qui dirige la Baltimore Longitudinal Study of Aging, effectue ce type d'enquêtes. Elle a suivi 92 personnes âgées de 59 à 85 ans sur une durée de quatre ans et a dressé la cartographie de leur cerveau à l'aide d'IRM. Au bout de la première année, elle n'a constaté qu'un élargissement des ventricules, espaces vides remplis de liquide céphalorachidien. Ce phénomène indique que les tissus cérébraux se sont quelque peu atrophiés. Le raisonnement est imparable : l'ensemble doit en effet toujours tenir dans la même cavité. Après deux et quatre ans, Resnick a également noté une réduction des matières grise et blanche. La réduction de la matière grise était visible dans les lobes frontal et pariétal, ainsi que, dans une moindre mesure, dans les parties du lobe temporal importantes pour le stockage de l'information (là où se situe l'hippocampe). La partie postérieure du cerveau, ou cortex occipital, était la moins touchée. La diminution de la substance blanche était en revanche moins localisée dans le cerveau.

La réduction de la matière blanche indique une raréfaction de la myéline, gaine de graisse entourant les prolongements des neurones, capitale pour la vitesse de transmission des influx nerveux. Il faudrait donc voir là la cause du ralentissement de la pensée affectant les personnes âgées, dont j'ai parlé plus tôt. Les examens IRM ont en effet montré que les sujets âgés dont les « voies » de matière blanche reliant entre elles les différentes parties du cerveau (le câblage en quelque sorte) présentaient le plus de détériorations étaient aussi ceux qui se montraient les moins rapides lors des tests neuropsychologiques, comme le test de substitution chiffres et symboles commenté au premier chapitre[2].

D'autres recherches se sont exclusivement concentrées sur l'évolution de la matière blanche. Elles ont abouti à une observation récurrente, à savoir de légères altérations apparaissant à partir de la cinquantaine. Sur une IRM, on observe alors de petites taches immaculées. Plus les gens vieillissent, plus ces altérations se multiplient. Bien qu'assez bénignes, elles semblent aller de pair avec un déclin du fonctionnement cognitif. La corrélation a notamment été mise en évidence par un travail de recherche de l'université d'Édimbourg. Des personnes d'environ 78 ans ont été invitées à prendre part à une étude incluant un examen IRM. Cette étude avait ceci de particulier que les chercheurs disposaient des résultats de tests (de mémoire et de concentration, notamment) effectués sur ces mêmes personnes lorsqu'elles avaient 11 ans. En 1932, elles avaient en effet pris part à une grande enquête régionale, le Scottish Mental Survey, lors de laquelle on avait notamment testé leur capacité de raisonnement, leur rapidité de pensée et leur mémoire. L'examen IRM a été accompagné d'une série de tests évaluant les facultés mentales des sujets. Tout le monde se demandait ce qui influencerait le plus les capacités cérébrales actuelles des participants : les aptitudes décelées lors des tests effectués pendant l'enfance ou les détériorations de la matière blanche visibles aujourd'hui dans leur cerveau ? La réponse était éloquente : les deux facteurs avaient la même capacité de prédiction. 14 % des performances actuelles pouvaient être expliquées par les résultats antérieurs et la même proportion pouvait l'être par les détériorations de la matière blanche. Autrement dit : si vous étiez bon aux tests étant enfant, vous aviez de meilleures chances de l'être encore à 78 ans. Mais les détériorations de la matière blanche pouvaient fausser le jeu, car elles correspondaient à de moins bons résultats aux tests de mémoire et de réflexion. On notait aussi quelques différences individuelles intéressantes : par exemple, alors que Gareth avait une meilleure mémoire que Mary en 1932, la situation s'était inversée soixante-sept ans plus tard dans la mesure où la matière blanche dans son cerveau s'était davantage détériorée.

Revenons-en à la matière grise. Tout comme son volume, le poids du cerveau diminue : en moyenne, le cerveau s'allège de 5 à 10 % entre le cinquantième et le quatre-vingtième anniversaire. Les sillons du cortex s'élargissent alors que les circonvolutions (qui renferment la matière grise) rétrécissent. Si les cellules du cerveau ne meurent pas en masse à un âge avancé, comment se fait-il qu'elles perdent du volume et du poids ? C'est sans doute parce que certaines s'atrophient. Leurs petits prolongements meurent, mais les cellules elles-mêmes survivent, ainsi que leurs axones. Il y a également diminution du nombre de synapses, points de contact entre les neurones.

Une croissance ralentie des cellules cérébrales

Les scientifiques sont des hommes comme les autres : il leur arrive d'avoir des idées fixes. L'une d'elles, dont la science du cerveau a eu beaucoup de mal à se défaire, était qu'un cerveau adulte ne fabriquait plus de nouvelles cellules. En d'autres termes, les neurones disparaissaient et n'étaient pas remplacés. Ce « dogme » était si fort que tout indice suggérant l'apparition de cellules neuves était nié. Au cours des deux dernières décennies, les preuves de neurogenèse – apparition de neurones neufs – sont toutefois devenues si évidentes que plus personne n'a pu les éluder. La zone cérébrale où ce phénomène se produit principalement est celle de l'hippocampe, également primordiale pour l'apprentissage et la mémoire. Chaque jour, de nouveaux neurones y voient le jour, dont la plupart mourront d'ailleurs après quelques semaines. Les chances de survie de ces neurones sont liées aux processus d'apprentissage. Si vous acquérez une nouvelle compétence, que ce soit la pratique de l'espagnol ou celle de la flûte à bec, ces neurones seront très probablement impliqués dans le processus. Les cellules neuves facilitent l'apprentissage.

Selon une hypothèse intéressante formulée récemment, le vieillissement du cerveau serait avant tout lié à un ralentissement de la neurogenèse, c'est-à-dire de la croissance des cellules cérébrales et de leurs liaisons. Peut-on le prouver ? On sait en tout cas que le processus s'atténue dans un cerveau âgé et que cette diminution peut atteindre 80 %. Les cerveaux âgés possèdent moins de cellules « souches », aptes à se changer en d'autres types de cellules. Le tout est de savoir si cela va de pair avec un déclin des performances mentales. Le phénomène a été vérifié chez les souris. Après injection de substances endogènes[3] appartenant à de vieilles souris chez de plus jeunes, on a constaté que la neurogenèse faiblissait dans le cerveau des secondes. Elles avaient aussi plus de difficultés à retrouver leur chemin dans un labyrinthe. L'étude des facteurs de croissance favorisant la neurogenèse dans le corps montre qu'ils exercent aussi une influence positive sur les aptitudes mentales des personnes âgées. L'activité des facteurs de croissance ne faiblit donc pas. Ils continuent à permettre la production de cellules neuves et la réparation des anciennes. Leur quantité, en revanche, diminue. Nous y reviendrons.

Le modèle PASA

Pour les profanes, les titres des articles scientifiques sont généralement rebutants. L'humour y a rarement sa place. C'est pourtant le cas de l'article publié par un groupe de recherche américain sous la direction du neuropsychologue Roberto Cabeza en 2008, qui s'intitule « Qué pasa? The Posterior-Anterior Shift in Aging ». Il faut savoir que dans les pays hispanophones, l'exclamation *Qué pasa?* est utilisée, plus ou moins adéquatement, comme entrée en matière lorsque l'on rencontre quelqu'un. En français, cela se traduit littéralement par : « Que se passe-t-il ? », mais en réalité, on l'utilise plutôt dans le sens de : « Comment vas-tu ? » L'anglais possède avec *What's up ?* un meilleur équivalent. Que se passe-t-il dans notre cerveau lorsque nous prenons de l'âge ? Dans ce titre, PASA est aussi l'acronyme de *Posterior-Anterior Shift in Aging*, autrement dit le fait que, chez les personnes âgées, l'activité diminue dans la partie postérieure du cerveau et s'intensifie dans la partie antérieure. Au cours des quinze dernières années, la recherche sur le vieillissement utilisant l'IRM fonctionnelle a permis de constater au moyen d'images de nets changements dans l'activité cérébrale. Les innombrables résultats publiés mentionnent tous le PASA : le déplacement de l'activité cérébrale d'arrière en avant chez les personnes âgées exécutant correctement une tâche. Lors de l'une de ces études, des personnes d'environ 70 ans ont effectué d'une part un exercice de mémorisation verbale, de l'autre un exercice d'observation sur la base de petits tableaux. Il s'agit de deux tâches très différentes ; la première active les régions frontales et temporales du cerveau, la seconde les régions occipitales. Pourtant, par comparaison avec le fonctionnement cérébral de jeunes adultes, on a observé dans les deux cas un déplacement de l'activité cérébrale de l'arrière vers l'avant chez les participants.

Que représente concrètement le modèle PASA ? Les résultats de plusieurs enquêtes montrent qu'il s'agit d'un mécanisme de compensation : certaines zones cérébrales sont utilisées pour compenser autant que possible la baisse d'efficacité de la mémoire, de la concentration et de la coordination de la pensée et des actes. L'équipe réunie sous la direction de Cabeza a constaté que plus le modèle PASA se manifestait chez une personne âgée lors des tests mentaux effectués pendant l'examen IRM, meilleures étaient ses performances. On peut donc affirmer que les zones antérieures du cerveau, dont nous avons vu plus tôt qu'elles étaient les plus touchées par les effets du vieillissement sur la structure et le fonctionnement du tissu cérébral, mettaient tout en œuvre pour offrir de bonnes performances. Une implication accrue des zones antérieures aide à tirer le meilleur du cerveau. Si cela se produit de manière inconsciente et automatique chez beaucoup de seniors, il est possible que l'entraînement des capacités mentales puisse accentuer ce phénomène.

Le PASA n'est d'ailleurs pas le seul outil que les personnes âgées ont à leur disposition. Un autre modèle alternatif d'activité cérébrale souvent observé chez les seniors consiste à réduire l'asymétrie habituelle de cette activité[4]. Par asymétrie, on désigne le fait qu'une moitié du cerveau (hémisphère) est plus active que l'autre. Par exemple, lors de tâches d'ordre linguistique, l'hémisphère gauche est généralement plus actif que le droit. À l'écoute de morceaux de musique suscitant l'émotion, on observe l'inverse chez la plupart des gens. Des dizaines d'études ont montré que cette asymétrie diminuait avec l'âge, en particulier en ce qui concerne le lobe frontal. Une série de travaux a permis de constater que chez les jeunes, l'hémisphère droit était plus actif que l'autre lorsqu'ils effectuaient un test sollicitant la mémoire de travail, tandis que l'on remarquait chez les plus âgés un modèle bilatéral (impliquant au même titre les deux hémisphères). Dans le cas des tâches linguistiques, l'hémisphère gauche assumait le gros du travail chez les jeunes, tandis que chez les plus âgés, il était moins actif, au profit du droit. Cette implication plus équilibrée des hémisphères est-elle également un mécanisme de compensation ou simplement un autre phénomène imputable au vieillissement, à savoir que les différentes zones du cerveau s'occuperaient moins de tâches spécifiques et seraient sollicitées de façon plus générale ? Autrement dit : se pourrait-il qu'une zone qui s'occupe surtout de langage chez les jeunes contribue également à la mémoire de travail chez les plus âgés ? Les zones respectives seraient alors moins spécialisées et le schéma d'activité mieux réparti dans le cerveau.

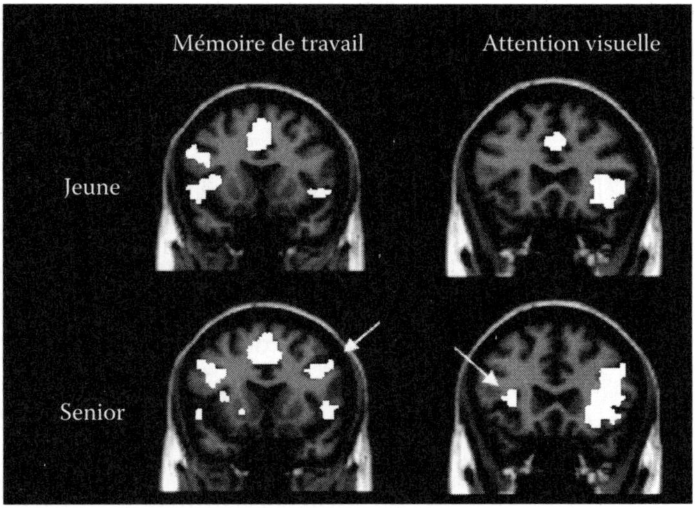

14. Les personnes âgées activent les deux hémisphères de leur cerveau de façon plus équilibrée. L'hémisphère droit contribue à la mémoire de travail (voir flèche), le gauche à la concentration sur des stimuli visuels (des tableaux apparaissant à différents endroits d'un écran, par exemple).

Les résultats de la recherche plaident en faveur de l'hypothèse de la compensation : les personnes âgées qui ne présentent pas cette tendance à une activité plus symétrique dans les deux hémisphères du cerveau réussissent moins bien les tests de mémoire, entre autres, que celles dont le cerveau laisse observer une diminution de l'asymétrie. Une étude en particulier l'a très clairement démontré. Trois groupes ont pu être distingués sur la base de l'activité cérébrale pendant la mémorisation d'informations apprises auparavant : les jeunes adultes qui activaient principalement le cortex frontal droit, les personnes âgées qui activaient également le droit et, enfin, celles qui activaient moins le droit, mais plus le gauche (modèle de la réduction d'asymétrie). Lequel des deux derniers groupes a réalisé les meilleures performances ? On s'attendrait à ce que ce soient les personnes âgées qui présentent le même schéma que les jeunes (lesquels ont bien entendu obtenu de très bons résultats). Mais ce n'est pas le cas : le groupe présentant une asymétrie moindre de l'activité cérébrale s'en est mieux tiré que l'autre. Il s'agit d'un argument fort en faveur de la thèse de la compensation. Ce mécanisme doit encore être approfondi, mais il se peut que nous soyons face à une réorganisation des réseaux de neurones : les zones cérébrales collaboreraient mieux selon de nouvelles combinaisons.

Un cerveau ordonné

Comment expliquer une telle différence de performance du fonctionnement cognitif entre personnes âgées ? Frits Bolkestein a écrit à l'âge de 77 ans un ouvrage, *De intellectuele verleiding* (*La tentation intellectuelle*), que beaucoup de critiques considèrent comme le meilleur de sa production. Certaines personnes de son âge ne sont en revanche plus capables de se concentrer suffisamment pour s'attaquer à ce genre d'ouvrages. Pour expliquer ces disparités, certains chercheurs ont formulé l'hypothèse de « réserve cérébrale ». Selon ce principe, notre cerveau pourrait avoir une certaine capacité de réserve, qui varierait en fonction des facteurs génétiques et environnementaux. Comment devons-nous nous représenter cette capacité de réserve ? Elle se divise en deux : la capacité structurelle et la capacité fonctionnelle. La première désigne la quantité de tissus cérébraux intacts et de liaisons entre zones cérébrales (structure cérébrale), la seconde le fonctionnement de ces zones (activité cérébrale). Un exemple tout simple suffit à illustrer la différence entre les deux : imaginez que vous possédiez une remise remplie de toutes sortes d'objets. Vous décidez d'en emporter une partie au grenier, histoire de désencombrer la remise. Le grenier équivaut à la capacité de réserve. Il est structurel, car il s'agit d'un espace physique supplémentaire – la capacité de réserve dépend en effet d'une structure physique. Mais il est également possible qu'en rangeant mieux la remise, vous puissiez libérer de l'espace. Ma femme me le démontre chaque année lorsque je charge la voiture pour partir en vacances. La remise est comparable à la capacité de réserve fonctionnelle : en disposant les choses autrement, on récupère de l'espace libre. Les personnes âgées qui conservent un bon fonctionnement cognitif ont-elles une capacité de réserve fonctionnelle ? Sans aucun doute : l'utilisation plus intensive des zones frontales du cerveau (modèle PASA) et celle des deux hémisphères en sont des exemples. La capacité de réserve structurelle dépend notamment de l'état de l'hippocampe ; les agrégats de protéines qui s'y forment sous l'effet du vieillissement provoquent son atrophie. La présence de neurogenèse, apparition de nouveaux neurones, est également un élément important. Ceux qui veulent garder leur fonctionnement cognitif à niveau le plus longtemps possible doivent par conséquent agir sur la capacité de réserve de leur cerveau. Nous verrons plus loin si c'est possible et de quelle façon.

L’essentiel des connaissances

- Un âge très avancé ne va pas nécessairement de pair avec un net déclin du cerveau.
- Entre notre cinquantième et notre quatre-vingtième anniversaire, notre cerveau perd 10 % de son volume et 5 à 10 % de son poids.
- Le cortex frontal (planification, mémoire de travail, organisation) et l’hippocampe (mémoire à long terme, stockage d’informations) sont les zones les plus concernées par les modifications qui se produisent avec le temps.
- La raréfaction de la matière blanche entraîne un ralentissement de la pensée.
- Les cerveaux âgés continuent à fabriquer de nouveaux neurones (neurogenèse), mais des recherches récentes ont montré que leur nombre diminuait de 80 %.
- Comparées aux jeunes, les personnes âgées sollicitent davantage l’avant que l’arrière de leur cerveau, le but étant de compenser le déclin de celui-ci.
- Les personnes âgées activent aussi plus souvent les deux hémisphères de leur cerveau en même temps.

Perte de mémoire ou démence

Où se situe la frontière et quels sont les remèdes ?

Ceux qui ont un parent âgé le vivent bien souvent : un beau jour, ils remarquent que mamie se répète sans arrêt. Ou alors, qu'elle ne vous suit pas alors que vous lui parlez du nouvel ami de votre sœur, que vous lui avez décrit en long et en large une demi-heure plus tôt. Sans oser le dire, vous vous demandez : commencerait-elle à perdre la tête ?

Où se situe la frontière entre perte de mémoire et début de démence ? C'est une question que beaucoup se posent, surtout une fois dépassée la soixantaine. Impossible de vous souvenir où vous avez mis les clés de la voiture. C'est déjà la deuxième fois en une semaine que vous devez les chercher pendant plus de cinq minutes. Barbara Strauch, rédactrice scientifique du *New York Times*, raconte dans l'un de ses ouvrages[1] que parfois, elle se rend à la cave pour prendre quelque chose mais qu'une fois arrivée sur place, elle ne se souvient pas de ce qu'elle est venue chercher. Pendant cinq minutes, elle regarde tout autour d'elle. La panique s'empare d'elle : sa mémoire l'abandonnerait-elle déjà ? Elle n'a que 56 ans. Pas question de renoncer, elle se concentre davantage. En vain, elle ne se souvient vraiment pas. Ce n'est qu'une fois revenue dans sa cuisine, en voyant le distributeur de Sopalin vide, que le déclic se fait. Strauch attribue le « déclin de sa mémoire » à son âge. Elle sait que cela arrive à beaucoup de personnes et qu'il ne s'agit pas forcément d'un phénomène pathologique.

Je sais par expérience que ce genre de trous de mémoire se produit dès la trentaine. Je ne me fais pas (encore) de souci à ce sujet. Ces défaillances sont sans doute dues au fait que je veux faire trop de choses à la fois. Les enquêtes révèlent que les trentenaires associent plutôt les défections de leur mémoire à leur existence intense, tandis que les quinquagénaires les imputent à leur âge. Mais, bien que ces derniers en doutent parfois, la mémoire de la plupart d'entre eux reste excellente.

Néanmoins, il se peut aussi que vous vous rendiez compte que vos facultés mentales (mémoire, concentration, raisonnement) – ou celles d'un autre – déclinent anormalement. C'est ce que les médecins et les psychologues nomment « trouble cognitif léger » ou, en anglais, MCI (pour *Mild Cognitive Impairment*). La recherche dans ce domaine a fait un énorme bond au cours des dernières années. Comment le diagnostic peut-il être établi ? Quand doit-on commencer à s'inquiéter ? Y a-t-il des modifications visibles dans le cerveau qui indiquent un début de démence ? Quels sont les différents types de démences et comment affectent-elles le cerveau ?

Diagnostic du MCI

Gérard s'inquiète à propos de sa femme, Esther. Elle n'a que 58 ans, mais depuis quelques mois, sa mémoire semble décliner. Elle répète régulièrement des choses qu'elle a dites plus tôt dans la journée. Elle ne respecte pas les petits rendez-vous pris au quotidien, comme les quelques achats à faire en passant ou le coup de fil à donner au dentiste : elle oublie. Elle-même a également le sentiment de ne plus pouvoir se fier à sa mémoire. Dernièrement, elle s'est égarée à plusieurs reprises dans la ville alors qu'elle n'a jamais eu beaucoup de difficultés à s'orienter. Elle semble par moments confuse et souffre d'insomnie. Même en prenant des somnifères, elle ne dort que quelques heures par nuit. Le médecin les envoie, son mari et elle, à l'hôpital pour un entretien avec un gérontologue. Celui-ci lui fait passer un scanner, qui ne révèle rien de particulier. Esther connaît encore le nom de ses connaissances, mais lorsqu'elle n'a pas vu la personne depuis quelques semaines, elle a parfois un peu de mal à se souvenir de son nom. Elle n'a pas de problème avec la date et sait où elle se trouve. Même si cela lui coûte un peu plus d'effort, elle est encore capable d'effectuer son travail. Gérard explique au praticien qu'elle a changé au cours des six derniers mois : elle semble parfois avoir du mal à suivre et à vivre normalement. Il a peur qu'elle ne perde la tête et se demande s'il existe des médicaments pour contrer le phénomène. Le gérontologue diagnostique un « trouble cognitif léger », ou MCI, symptôme précurseur possible de la maladie d'Alzheimer, mais qui n'évolue pas forcément dans ce sens. Il donne à Gérard et à Esther une série de conseils, tout en précisant qu'il n'existe pas de médicaments pour soigner cette affection.

Voici ce que vous devez considérer si vous voulez vérifier la présence de symptômes de MCI chez vous :

- vous oubliez des choses plus souvent que la normale ;
- vous oubliez des choses importantes, du style rendez-vous, anniversaires et occasions festives (pas une seule fois, mais régulièrement) ;
- vous perdez régulièrement le fil d'une conversation, d'un livre ou d'un film ;
- vous avez souvent l'impression de ne pas pouvoir prendre de décisions, planifier les étapes à franchir pour réaliser telle ou telle tâche ;
- vous commencez à avoir du mal à retrouver votre chemin dans un environnement familier ;
- vous êtes devenu plus impulsif et évaluez moins bien diverses situations ;
- votre famille et vos amis notent ces changements ;
- vous remarquez les changements d'humeur et comportementaux suivants chez vous : humeur dépressive ; irritabilité, agressivité ; peur ; apathie.

Ces symptômes ne doivent pas nécessairement tous se manifester : l'important, c'est que ces désordres soient nets et qu'ils aient augmenté au cours des derniers mois. Tout se passe normalement au travail et à la maison, mais votre environnement proche remarque que vous avez des trous de mémoire et que vous éprouvez plus de difficultés à garder le contrôle de la situation. La présence de plusieurs de ces symptômes ne veut pas forcément dire que vous souffrez de MCI. Le diagnostic ne peut être posé que par un spécialiste (gérontologue, neurologue ou neuropsychologue). Il est néanmoins conseillé d'en parler avec votre médecin, qui vous dira s'il y a lieu de passer des examens. Quels sont les résultats des personnes atteintes de MCI aux tests d'évaluation des facultés mentales ? Les tests neuropsychologiques ne sont pas toujours utilisés pour en établir le diagnostic. Ce serait pourtant souhaitable, car ils permettent de savoir clairement dans quelle mesure les facultés mentales sont altérées. Certaines cliniques de la mémoire ont d'ailleurs pris l'habitude de les exploiter. Une large batterie de tests aide à évaluer les différentes aptitudes mentales : mémoire, concentration (les neurologues parlent d'« attention »), observation, rapidité de pensée et fonctions exécutives – capacité de planifier, de garder le contrôle des choses, pensée abstraite, flexibilité mentale et traitement simultané de plusieurs informations. On s'attend à ce que les performances des personnes souffrant de troubles cognitifs légers se situent entre celles de leurs contemporains « en bonne santé » et celles de patients atteints de démence, et c'est bien ce que confirment les enquêtes comparant des groupes affectés ou non par ces troubles. Pourtant, il arrive que les performances de mémoire d'une personne atteinte soient normales ou, plutôt, « encore » normales. Cela concerne des gens qui avaient auparavant une mémoire supérieure à la moyenne. Même s'ils régressent davantage que la moyenne, leurs performances restent dans la norme. Prenez le cas de Pieter. À 40 ans, il a passé le test de mémoire des « quinze mots » ; un quart d'heure après les avoir lus, il était encore capable d'en répéter treize. C'est un très bon résultat. Il n'a toutefois été consigné nulle part. Quant à Pieter, il ne se souvient ni du test ni des résultats obtenus. Vingt-cinq ans plus tard, il a des problèmes de mémoire ; c'est sa femme qui s'en est rendu compte. À nouveau soumis au test des quinze mots, il ne peut en répéter que sept après un quart d'heure. Un résultat moyen. Pourtant, sa mémoire a décliné plus que la moyenne : ses contemporains peuvent généralement répéter trois mots de moins que lorsqu'ils avaient 40 ans, tandis que lui en a mémorisé six de moins. Hélas, la plupart des gens n'ont jamais passé de test de mémoire quand ils se rendent pour la première fois chez le médecin ou dans une clinique spécialisée pour signaler leurs problèmes. C'est pourquoi les plaintes subjectives jouent également un rôle important dans le diagnostic du MCI, surtout si elles sont confirmées par quelqu'un qui côtoie le patient de près.

Les problèmes de mémoire sont déterminants dans le cadre de ces troubles. Ils doivent même impérativement être surveillés, car leur aggravation peut indiquer l'évolution de l'affection. Lors des tests de mémorisation d'un récit court, les gens souffrant d'un début de démence commettent de nombreuses erreurs en répétant l'information aussitôt après en avoir pris connaissance. Les enquêtes ont montré que cela provenait surtout d'un manque de concentration lors de l'écoute, qui entraîne un mauvais stockage de l'information. Les problèmes de mémoire ne sont cependant pas les seuls troubles cérébraux liés au MCI. On observe aussi chez les patients des troubles de la flexibilité mentale, qui permet par exemple d'alterner chiffres et lettres dans une énumération : 1- A - 2 – B, etc. Les gens atteints ont plus de mal que les personnes âgées « saines » à passer d'une catégorie à l'autre, en l'occurrence des chiffres aux lettres.

Et qu'en est-il de la rapidité de pensée, qui est, comme nous l'avons vu, l'une des facultés qui décline le plus nettement avec l'âge ? On constate qu'elle décroît plus nettement chez beaucoup de patients « MCI », souffrant de troubles cognitifs légers, que chez les personnes âgées saines. Une recherche australienne révèle qu'une diminution des performances au test « lettre-symbole », qui évalue la rapidité de pensée, peut prédire à elle seule le développement d'un MCI quatre ans à l'avance. Lors de cette enquête, plus de 2 000 personnes de 60 à 64 ans ont été suivies pendant quatre ans. Parmi elles, 64 présentaient un déclin mental prononcé. Le test de mémoire verbale et le test de rapidité de pensée ont semble-t-il une valeur prédictive : un résultat médiocre lors de la première évaluation annonçait souvent un déclin ultérieur.

Modifications du cerveau en cas de MCI

Les fonctions de la mémoire ne peuvent pas être associées à une partie spécifique du cerveau. En effet, plusieurs zones interviennent dans son fonctionnement. Les principales sont l'hippocampe, dont nous avons déjà parlé, et le cortex qui l'entoure dans le lobe temporal. L'hippocampe est un élément important du réseau qui relie entre elles les zones cérébrales. Pas étonnant, donc, que les spécialistes se soient penchés sur sa structure et son activité chez les gens atteints de MCI. Il paraît logique de se demander s'il est endommagé et présente un dysfonctionnement.

L'hippocampe est constitué de millions de cellules. La mesure de la quantité de matière grise à l'aide d'IRM nous permet d'établir un lien éventuel entre la réduction de cette substance et l'apparition d'Alzheimer. Une étude récente a combiné les données de six enquêtes longitudinales lors desquelles l'atrophie de l'hippocampe avait été suivie sur plusieurs années chez des gens atteints de MCI et développant ou non la maladie d'Alzheimer par la suite. Bien entendu, les chercheurs ont également examiné les autres structures cérébrales. L'hippocampe (et le cortex qui l'entoure) est cependant apparu comme la seule qui établisse un lien fiable entre MCI et futur Alzheimer. Concrètement, il a été possible, grâce aux IRM, de dire a posteriori qu'une réduction de la matière grise dans l'hippocampe annonçait le développement de la maladie d'Alzheimer quelques années plus tard. Lors d'une recherche menée par l'Institute of Psychiatry de Londres sur 103 personnes souffrant de MCI, on s'est concentré sur l'évolution de la forme de l'hippocampe plutôt que sur la réduction de son volume. Parmi les changements affectant les tissus cérébraux, on a en effet constaté une modification formelle de cette zone. Celle-ci a pu être mesurée à l'aide d'un logiciel informatique. Une forme anormale de l'hippocampe s'est avérée dans 80 % des cas liée à l'apparition de la maladie d'Alzheimer l'année suivante.

Outre la matière grise et la matière blanche, d'autres substances jouent un rôle déterminant dans le métabolisme et la transmission des stimuli. Une technique IRM particulière, appelée spectroscopie à résonance magnétique (SRM), permet de mesurer la concentration d'une série de ces substances. Avec un collègue, nous avons recensé toutes les études mesurant sur la base de SRM les différences entre personnes âgées atteintes ou non de MCI. En les examinant, nous avons notamment relevé une raréfaction, dans l'hippocampe, des substances favorisant le bon fonctionnement du métabolisme[2]. Une réduction qui, comme on le sait, est encore bien plus importante chez les sujets atteints de la maladie d'Alzheimer. Ces études montrent également qu'une importante substance messagère libérée par le cerveau, l'acétylcholine, diminue en quantité avec le temps. L'acétylcholine intervient notamment dans l'apprentissage et la mémorisation, mais aussi dans le contrôle musculaire. En cas d'Alzheimer, les neurones qui fabriquent cette substance sont endommagés, de sorte que sa concentration diminue fortement. Les médicaments combattant la maladie visent d'ailleurs à activer ou à imiter l'acétylcholine.

Autre phénomène important propre aux cerveaux âgés : l'apparition d'« écheveaux » et de « plaques » dans le tissu cérébral. Les écheveaux sont des agrégats de protéines transmettrices non fonctionnelles dans les neurones, les plaques des agrégats durcis de fragments de protéines. Chez les personnes atteintes de la maladie d'Alzheimer, ces agglutinements de protéines « anormales » perturbent la fonction cérébrale. De quelle façon, on ne se l'explique pas encore précisément, mais nous savons que des facteurs génétiques interviennent[3].

La figure 15 illustre la présence de plaques et d'écheveaux et la perte de neurones en cas de vieillissement normal, de stade préliminaire de l'Alzheimer (MCI) et d'Alzheimer. Le dessin situé en haut à droite représente le cerveau d'un octogénaire présentant peu de problèmes cognitifs, celui du bas à gauche le cerveau d'une personne souffrant de problèmes de mémoire bénins, tandis que dans le dessin situé en bas à droite, le déclin de la mémoire est tel que le diagnostic de démence s'impose. On observe non seulement une multiplication des plaques, des écheveaux et des zones affectées par une perte de neurones à mesure que le déclin des fonctions cognitives augmente, mais aussi une évolution de leur localisation dans le cerveau : alors qu'en cas de MCI, c'est surtout l'hippocampe qui est touché, en cas d'Alzheimer, une partie nettement plus grande du cerveau est affectée. Enfin, on remarque fréquemment, en cas d'Alzheimer, des inflammations du tissu cérébral absentes en cas de vieillissement ordinaire.

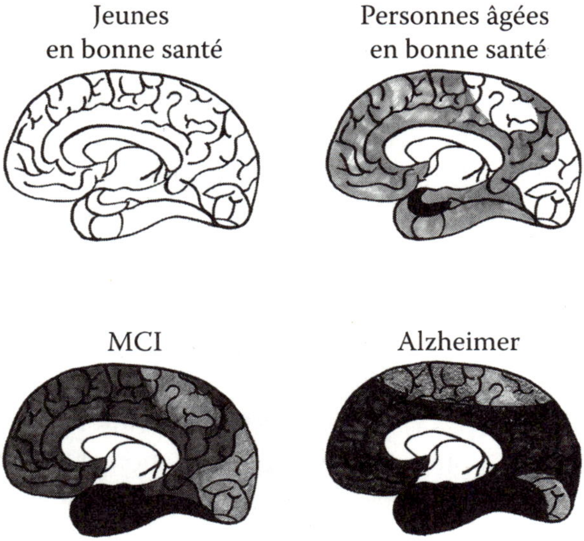

15. Les écheveaux et les plaques présents dans le cerveau des jeunes adultes (en haut à gauche) sont légèrement plus nombreux dans le cas d'un vieillissement normal (en haut à droite), nettement plus nombreux dans le cerveau des personnes atteintes de troubles cognitifs légers ou MCI (stade préliminaire possible de l'Alzheimer), en particulier dans le lobe temporal (en bas à gauche), et omniprésents dans le cerveau des personnes atteintes d'Alzheimer (en bas à droite). Plus la couleur est foncée, plus le nombre d'écheveaux et de plaques est élevé.

L'hypothèse selon laquelle la présence de plaques de protéines indique un déclin des performances cognitives va de soi : plus il y en a, moins la mémorisation et la concentration sont bonnes. On peut en revanche se demander si cela vaut uniquement pour les patients atteints de démence, ou également pour certaines personnes âgées en bonne santé dont le cerveau comporte des agrégats de protéines. Jusque très récemment, ce phénomène ne pouvait être observé qu'après le décès, au moyen d'une autopsie, alors que tout l'intérêt scientifique et médical de la chose consiste à suivre les personnes à mesure qu'elles vieillissent. Heureusement, une technique d'imagerie médicale particulière permettant de mesurer la présence de ces agrégats a entre-temps été développée[4]. Aux États-Unis, les chercheurs du National Institute of Aging y ont eu recours pour étudier 57 personnes d'environ 80 ans en bonne santé. Ils disposaient en outre des résultats de tests d'aptitudes mentales effectués onze ans auparavant, puis au moment de l'examen au scanner. Ce dernier a permis de constater que la quantité d'agrégats augmentait avec l'âge. Leur taille est en outre liée au déclin cognitif mesuré au cours des onze années précédant le scanner. Cette étude montre donc que non seulement, les agrégats de protéines caractéristiques de la maladie d'Alzheimer sont liés au déclin mental, mais aussi que les formes légères du phénomène ne sont probablement pas inoffensives. Celles-ci apparaissent chez beaucoup de seniors en bonne santé et contribuent sans doute au léger déclin des capacités mentales que l'on rencontre chez la plupart d'entre eux.

Dans les années à venir, les neurologues s'efforceront d'affiner la lecture des examens au scanner. Peut-être sera-t-il possible de prévoir par ce biais qui, parmi ceux qui souffrent de troubles mentaux, est plus exposé au risque de démence. Un ensemble de mesures intensives, incluant alimentation, exercice physique et médication, pourra alors être mis en œuvre au sein du groupe à risque pour contrer cette évolution. Des chercheurs de l'université de Newcastle en Australie ont récemment fait une première tentative pour déterminer, sur la base de scanners et d'autres données, quelles personnes étaient les plus exposées à la maladie d'Alzheimer. Ils ont croisé divers résultats de tests de manière à identifier la combinaison de facteurs possédant la plus grande force de prédiction. Des logiciels spécifiques ont été utilisés pour déterminer la combinaison permettant de renseigner au mieux sur l'apparition ou non de la maladie dans les deux ans. Trois types de paramètres ont été examinés en particulier : le volume de différentes structures cérébrales, mesuré à l'aide d'IRM, la concentration de certaines protéines dans le liquide céphalorachidien, mises en rapport avec l'Alzheimer (ce qui nécessite une ponction lombaire[5]), et enfin les aptitudes mentales (mémoire, attention, fonctions exécutives), évaluées à l'aide de tests neuropsychologiques. Dans chacune de ces trois catégories, on a fixé des valeurs permettant de chiffrer les résultats ; elles sont associées par exemple, aux différentes fonctions cérébrales (dans le cas des IRM) ou aux différents tests psychologiques. Si ces derniers semblent avoir la plus forte valeur prédictive, la combinaison de ces trois types d'examens s'est avérée efficace pour prévoir l'apparition de l'Alzheimer.

En croisant les résultats des tests de mémoire, ceux de l'examen du volume de l'hippocampe et du cortex entourant celui-ci, ainsi que la teneur précise en protéines du liquide céphalorachidien, les scientifiques ont pu dans 67 % des cas donner la bonne prédiction[6]. Ce chiffre est loin d'être suffisant – on se trompe encore bien souvent – mais il représente un pas dans la bonne direction. Ce modèle pourra certainement être amélioré si on y ajoute la prise en compte de facteurs liés au style de vie (régime, activité physique et mentale).

Nous avons vu qu'une diminution de la matière grise dans l'hippocampe ne présageait rien de bon. Qu'en est-il de l'activité de cet hippocampe ? Des chercheurs de l'université de Berlin ont « scanné » l'activité du cerveau pendant un exercice de mémoire chez deux groupes, l'un constitué de participants souffrant de problèmes de mémoire, l'autre n'en présentant pas. Il s'agissait de problèmes « subjectifs », c'est-à-dire que la personne elle-même trouvait que sa mémoire déclinait, mais le fait n'avait pas encore été confirmé sur la base de tests neuropsychologiques objectifs. L'activité de l'hippocampe s'est révélée moins importante dans le cas du premier groupe – manifestement, le centre de mémoire du cerveau (puisque c'est bien le rôle de l'hippocampe) nous renseigne à lui seul. En revanche, les personnes qui le constituaient présentaient une plus grande activité à l'avant du cerveau (notamment dans la partie droite de la zone frontale). Les deux groupes ont obtenu les mêmes résultats à l'exercice : il n'y avait donc pas encore de déclin visible au niveau des performances réelles. Cela nous conforte dans l'idée que les gens chez qui les capacités mentales commencent à décliner ont un hippocampe qui fonctionne moins bien et compensent cette faiblesse en sollicitant davantage leur cortex frontal.

Lors d'une autre recherche sur l'activité cérébrale, on a observé non pas le processus de mémorisation, mais un état dans lequel le cerveau était « inoccupé ». Les chercheurs du Centre médical d'Amsterdam ont mesuré à l'aide du scanner l'activité du cerveau chez des personnes éveillées ne faisant rien, autrement dit en « situation de repos ». Bien entendu, le cerveau reste actif ; la personne pense par exemple à ce qu'elle a fait la veille ou à ce qu'elle fera plus tard dans la journée. Les chercheurs ont comparé les scanners de patients atteints d'Alzheimer, de patients atteints de troubles cognitifs légers (MCI) et de volontaires en bonne santé. Ils ont suivi les participants pendant trois ans, afin de voir si la différence d'activité était annonciatrice d'un développement de l'Alzheimer dans le groupe « MCI ». Sur les vingt-trois participants de ce groupe, sept ont développé la maladie dans les trois ans, tandis que quatorze sont restés stables – quant aux deux derniers, l'un a développé une autre forme de démence et l'autre a arrêté les tests avant la fin de la période d'étude. Chez ceux qui avaient développé la maladie, le scanner a montré (au début de la recherche, lorsqu'ils ne se distinguaient pas encore des autres participants MCI) que deux zones de l'arrière du cerveau importantes pour la mémoire autobiographique et la conscience de soi collaboraient moins bien que chez les autres. On peut évaluer le degré de collaboration entre zones cérébrales en regardant si elles sont actives simultanément, de la même façon et dans la même mesure. Elles sont comparables à des personnes exécutant ensemble une danse en se tenant par la main. Si elles coopèrent, tout se passe bien, les mouvements sont synchronisés. Si l'une ne coopère pas, le schéma est perturbé et l'harmonie détruite. Les recherches ont montré que le déficit de communication entre ces zones était proportionnel à la gravité du déclin mental, une découverte qui peut peut-être être intégrée dans les tests cliniques à l'avenir. Par exemple, si une diminution progressive de la connectivité est mise en évidence lors de mesures prises à six mois d'intervalle, cela pourrait être d'une grande aide pour dépister plus tôt la maladie d'Alzheimer. L'information récoltée lors de ces examens au scanner pourrait donc bien contribuer à un diagnostic plus précoce de la maladie.

Du MCI à l'Alzheimer

En mai 2011, une controverse sur la gravité du MCI a fait rage dans le *New York Times*. La rédaction du journal a été inondée de courriers en réaction à la publication d'un article de Margaret Gullette, une essayiste américaine. Elle y affirmait que beaucoup de personnes atteintes de MCI parvenaient à s'accommoder de leurs capacités amoindries. Selon elle, elles avaient souvent un état d'esprit très positif et étaient largement soutenues par leurs proches. On s'affole souvent pour un rien, disait en substance l'article : un léger déclin de la mémoire et de la capacité de raisonnement sont des choses supportables ; notre société devrait être moins obsédée par l'ambition d'un fonctionnement mental parfait ; une attitude positive maintient les gens en activité et prévient une dégradation ultérieure. Les lettres d'indignation émanaient de parents de malades d'Alzheimer ou de MCI avancé, qui assistaient en première ligne au combat inégal de leur proche contre les conséquences dévastatrices de cette maladie et s'insurgeaient avec force contre l'idée selon laquelle l'attitude positive et le soutien de la famille permettaient de bien vivre avec des troubles mentaux. Les neurologues se sont également mêlés à la discussion. Ils trouvaient la position de Gullette très inquiétante dans la mesure où elle semblait minimiser les problèmes quotidiens des patients MCI.

Quels que soient les bienfaits de ces deux facteurs, les proches des malades avaient raison lorsqu'ils disaient que la maladie Alzheimer ne pouvait être évitée grâce à un état d'esprit positif et au soutien de l'entourage. Par ailleurs, Gullette ne parlait probablement pas du même type de patients que les auteurs des lettres. Diverses enquêtes ont montré que près de la moitié des gens chez qui un MCI était diagnostiqué ne développaient pas la maladie d'Alzheimer dans les cinq années suivantes. Chez un sur sept, la situation s'améliorait même suffisamment pour que le diagnostic de MCI soit infirmé. Sans doute Gullete pensait-elle aux cas qui ne développent pas Alzheimer, tandis que les auteurs des lettres parlaient précisément des autres. Aucun d'entre eux ne faisait la distinction entre patients MCI ne développant aucune démence dans les années qui suivaient le diagnostic et patients MCI développant effectivement une démence. Hélas, cette distinction ne peut être faite qu'a posteriori. C'est bien pour cela que la recherche doit se focaliser plus encore sur les facteurs qui conduisent à la démence.

Le fait que l'un développe la maladie et pas l'autre est sans doute lié à une série de facteurs qui se renforcent mutuellement. La prédisposition génétique intervient, mais le style de vie (peu ou pas d'exercice physique, d'activité mentale et sociale, mauvaise alimentation), par exemple, joue également. Un MCI qui ne progresse pas, avec un patient qui ne développe pas de démence, est le plus souvent causé par une tendance dépressive, un excès de stress ou un burn-out prolongés. Le MCI peut également survenir à la suite d'un ralentissement temporaire des fonctions cérébrales causé par une carence en vitamines, une hypothyroïdie ou une prise de médicaments présentant ce symptôme parmi ses effets secondaires.

Tout le monde peut-il être atteint par la maladie d'Alzheimer ? Probablement pas, ainsi que semble l'indiquer le cas de Hendrikje van Andel, qui a vécu jusqu'à 115 ans et dont le cerveau ne présentait aucune trace de l'affection. Pour l'instant, nous en savons encore trop peu sur les facteurs décisifs dans le déclenchement d'un Alzheimer chez les gens atteints de MCI.

Des recherches étant actuellement effectuées dans le monde entier à ce sujet, il est vraisemblable que nos connaissances s'enrichiront considérablement dans les prochaines années. Comme la maladie d'Alzheimer progresse lentement et s'installe petit à petit, elle sera toujours précédée d'un MCI (le premier stade du déclin mental, relativement bénin). Ce qui ne signifie pas que cette phase sera toujours reconnue comme telle. Bien qu'il n'existe pas encore de traitement efficace contre le MCI, on connaît quelques mesures susceptibles d'avoir un effet positif.

Quelles armes contre le MCI ?

Est-il possible de stopper le déclin mental lié au MCI ? Nous manquons encore cruellement de données scientifiques en la matière. Jusqu'ici, les recherches ont surtout servi à mettre en avant le peu d'efficacité de la pharmacopée. Deux types de médicaments peuvent freiner ou compenser le déclin mental en cas d'Alzheimer[7]. L'un augmente la concentration du neurotransmetteur acétylcholine, fondamental dans les processus de mémorisation. L'autre atténue l'effet du neurotransmetteur glutamate sur les cellules cérébrales. Le glutamate est la principale substance messagère du cerveau. Il veille à ce que les neurones collaborent entre eux pour soutenir les processus de mémorisation et de réflexion. Pour le dire simplement, en cas d'Alzheimer, le glutamate s'emballe, un processus que ces médicaments tentent de freiner. Les deux types de remèdes sont utilisés en cas de

MCI, mais hélas sans grand succès. Une seule enquête a permis d'observer un effet positif.

L'influence positive de l'activité physique, en revanche, est avérée. Elle a encore été prouvée récemment par une étude dans le cadre de laquelle des participants atteints de MCI (septuagénaires en moyenne) ont été soumis, les uns à des séances d'exercice intensives, les autres à un programme de stretching. Dans le premier cas, il s'agissait d'aérobic. Le moniteur veillait à ce que le rythme cardiaque augmente sensiblement pendant les exercices, jusqu'à un pouls équivalent à 75 % de la fréquence cardiaque de réserve. On nomme fréquence cardiaque de réserve la différence entre le pouls maximal pouvant être atteint par une personne pendant un jogging ou une course sur tapis roulant, par exemple, et son pouls au repos. Dans le second groupe, qui effectuait donc des étirements, le pouls restait inférieur à 50 % de la fréquence cardiaque de réserve. Les participants se sont entraînés quatre fois trois quarts d'heure par semaine, pendant six mois. Contrairement à leurs homologues du groupe de stretching, les membres du groupe d'aérobic ont présenté de nettes améliorations à une série de tests des capacités mentales. L'effet a été particulièrement sensible chez les femmes et lors des tests de flexibilité de la pensée. On ignore encore l'explication exacte de ce phénomène, mais il se pourrait qu'une meilleure oxygénation du cerveau joue un rôle sur les aptitudes mentales. Certains indices suggèrent également que l'exercice favorise la sécrétion de facteurs de croissance endogènes qui influenceraient positivement nos cellules cérébrales. Nous en reparlerons. L'adage latin « Un esprit sain dans un corps sain » semble en tout cas avoir gardé toute sa pertinence.

L'exercice physique n'est pas le seul facteur important. Il est également fondamental de rester actif mentalement et socialement. Une enquête effectuée à Chicago auprès de personnes appartenant à la tranche des 70-90 ans a permis de montrer que les seniors qui utilisent l'ordinateur, jouent à de petits jeux, lisent et ont des activités créatives (patchwork ou tricot, par exemple) ont un meilleur fonctionnement mental que ceux qui ne font rien de tout cela. Sur les 1 300 participants, 200 souffraient de MCI. Il s'est avéré que ces personnes avaient bien moins pratiqué ce type d'activités au cours de l'année précédente. Attention : l'information est intéressante, mais la prudence est toujours de mise avec ce genre de tests qui n'établit aucun lien de cause à effet. Ces résultats ne signifient pas en soi qu'une moindre activité cérébrale mène d'office au déclin mental. En effet, le lien pourrait aussi fonctionner dans l'autre sens, à savoir que l'on serait moins entreprenant en cas d'amoindrissement des facultés mentales. D'autres variables peuvent également entrer en ligne de compte : par exemple, les personnes issues d'une classe sociale et économique inférieure, qui liraient moins et auraient moins l'habitude d'utiliser un ordinateur, seraient confrontées plus tôt à ce type de déclin. Dans l'étude citée, toutes les activités intellectuelles ne se valaient d'ailleurs pas. Les gens présentant de bonnes ou de mauvaises aptitudes mentales étaient par exemple aussi nombreux à affirmer lire le journal. Précisons au passage que beaucoup lisent le journal de façon superficielle et que la lecture d'un livre exige plus de concentration que celle de la plupart des articles de presse.

Les recherches consacrées à l'entraînement du cerveau montrent néanmoins que l'activité mentale suscite une amélioration des capacités mentales. Ces entraînements peuvent prendre différentes formes. L'accent est souvent mis sur les tests de mémoire ou les résolutions d'énigmes. Dans d'autres types d'exercices, c'est plutôt l'apprentissage de stratégies permettant d'effectuer les tâches qui est privilégié. On peut notamment citer la méthode des Loci, qui vise à une meilleure mémorisation des objets. Supposons que vous vouliez retenir une liste de courses : vous allez imaginer tous les articles de la liste dans une pièce précise de votre habitation, par exemple votre salon. Une boîte de lait sur le tabouret du piano, un pain sur la table basse et une endive sur le canapé. Cela paraît un peu laborieux, et ça l'est effectivement, mais c'est justement pour cela que cela marche : au supermarché, vous vous rappellerez ce que vous voulez acheter en faisant mentalement le tour de votre salon. Plusieurs enquêtes ont montré qu'il était possible d'entraîner les facultés mentales chez les personnes âgées atteintes de MCI et que leurs performances en matière de concentration, de mémoire et de fonctionnement exécutif s'amélioraient. L'effet s'avère même durable : lorsque leurs aptitudes mentales sont testées quelques mois plus tard, ces personnes continuent à obtenir de meilleures performances qu'avant l'entraînement. Certains auteurs prétendent que les effets de l'entraînement sont spécifiques, ce qui signifie par exemple que si l'on entraîne la concentration devant des écriteaux, cela n'améliorera pas la mémoire en général mais uniquement ce type de concentration. En d'autres termes, ces exercices n'auraient qu'un effet limité. D'autres études démontrent toutefois que certains entraînements n'améliorent pas exclusivement la tâche en question. Si l'entraînement de la concentration visuelle repose par exemple sur l'attention pour de petits changements intervenant dans des tableaux sur un écran, cela pourra également améliorer la concentration sur la route. Cela ne veut pas pour autant dire que la personne qui a suivi un tel entraînement sera à même de se lancer de façon responsable dans le trafic, car la conduite fait appel à d'autres aptitudes complexes, comme les fonctions exécutives (l'anticipation ou l'évaluation, notamment) et la coordination motrice. Le mieux est de tester l'ensemble de ces aptitudes avec un simulateur de conduite, comme celui de la section de neuropsychologie de l'université de Groningue.

Plutôt que de se dérouler derrière un écran, d'autres « entraînements » sont axés sur la participation sociale. Il ne s'agit donc pas d'exercices effectués isolément, mais d'activités quotidiennes sollicitant des aptitudes mentales. Une étude à petite échelle menée à Baltimore a livré des résultats particulièrement intéressants. Des seniors issus de groupes défavorisés (faibles revenus, faible niveau d'instruction) ont été impliqués dans un programme socio-éducatif. Concrètement, pendant quatorze heures par semaine, ils ont aidé en tant qu'assistants de classe des instituteurs de maternelle. Avant qu'ils ne prennent part à ce programme, l'activité de leur cortex frontal avait été mesurée à l'aide d'IRM. L'examen a été répété au bout de six mois de participation. Qu'a-t-on constaté ? Leur cortex préfrontal était plus actif et leurs fonctions exécutives (comme la flexibilité mentale) s'étaient améliorées en comparaison avec celles des personnes inscrites sur une liste d'attente pour le même programme.

Peut-être les personnes âgées pourraient-elles être davantage impliquées en tant que bénévoles dans des activités sociales. Rudi Westendorp, professeur de gérontologie à Leyde, a tenu un plaidoyer dans ce sens dans le *Volkskrant*[8]. Il a rappelé que les jeunes d'aujourd'hui atteindront probablement l'âge de 90 ou 100 ans en moyenne, que de nos jours, beaucoup de personnes âgées gardent leur vitalité très longtemps et qu'elles pourraient selon lui participer davantage à la vie sociale. « Ma grand-mère, qui nous a annoncé à 65 ans qu'elle allait ralentir le rythme, a vécu jusqu'à 99 ans. Elle a dû se “réinventer” à trois reprises. » Les seniors d'aujourd'hui et de demain ont devant eux de plus en plus d'années de vie en bonne santé, affirmait-il. « L'association de bénévoles De Zonnebloem a calculé que ses membres âgés avaient fourni cette année des centaines de milliers d'heures de soins de proximité gratuits. Pourquoi ne pas en faire des emplois normalement payés ? Les personnes âgées subviendraient plus longtemps à leurs besoins et pourraient se contenter d'une retraite plus modeste. » Sans compter que les risques de développement de MCI et d'Alzheimer seraient sans doute moindres, ou en tout cas que la maladie progresserait moins vite, si les personnes âgées pouvaient rester actives de cette façon.

La clinique Mayo, célèbre établissement de soins américain spécialisé dans le vieillissement et le traitement de la maladie d'Alzheimer, conseille outre le maintien d'une activité mentale l'adoption d'un régime pauvre en graisses et riche en fruits et légumes. Elle recommande aussi la consommation régulière de poisson gras, aliment qui renferme des omégas 3. Ce régime peut avoir un effet bénéfique sur le cœur et les vaisseaux sanguins, ainsi qu'indirectement sur le cerveau. Bien que ces mesures ne soient certainement pas néfastes, il faut cependant préciser que leur efficacité repose sur des preuves moins solides que celles de l'exercice physique et de l'activité mentale.

Quand la démence frappe bel et bien

En faisant savoir à la population qu'il était atteint de la maladie d'Alzheimer, dans une lettre ouverte de novembre 1994, l'ex-président américain Ronald Reagan a largement contribué à lever le tabou lié à la démence. Il y écrivait entre autres : « J'ai appris récemment que j'étais atteint de la maladie d'Alzheimer, comme des millions d'autres Américains. En ce moment je me sens bien. J'ai l'intention de vivre le reste des années que Dieu m'a données sur cette terre à faire les choses que j'ai toujours faites... J'entame maintenant le voyage qui me mènera au crépuscule de ma vie. Je sais que pour l'Amérique, il y aura toujours une aube radieuse. » Selon son fils Ron, il avait déjà montré des signes de démence précoce en 1986, alors qu'il était encore président en activité[9]. Il était par exemple devenu incapable de nommer des endroits familiers situés le long de la route, dans les environs de Los Angeles. Le diagnostic n'a été posé officiellement qu'en août 1994 et Reagan est mort une dizaine d'années plus tard, à l'âge de 93 ans.

L'âge est le principal facteur de risque de la démence. Alors que seuls 1 % des sexagénaires en souffrent, le risque s'élève à 7 % chez les gens de 75 ans et à 30 % chez ceux de 85 ans. Aux Pays-Bas, 235 000 personnes sont atteintes de démence, un chiffre qui, étant donné le vieillissement de la population, ne va faire qu'augmenter. La fondation Alzheimer néerlandaise estime qu'elles seront 500 000 en 2050. Un Néerlandais sur trois est confronté directement ou indirectement à la maladie, par exemple par le biais d'un proche. Alzheimer Nederland prévoit qu'en 2050, il y aura sur terre 100 millions de personnes âgées souffrant de démence.

Les types de démences les plus fréquents sont la maladie d'Alzheimer, la démence vasculaire, la démence fronto-temporale et la maladie de Parkinson. Nous avons affaire à l'Alzheimer dans 70 % des cas et à la démence vasculaire dans 15 % des cas. Les 15 % restants concernant la démence fronto-temporale, la maladie de Parkinson et quelques formes rares de la pathologie.

En réalité, la maladie d'Alzheimer ne peut être constatée de façon fiable qu'après le décès de la personne et l'examen de son cerveau. Le but étant évidemment de poser un diagnostic plus tôt, de manière à mettre en œuvre un traitement adapté, toutes les formes de démence qui ne peuvent être attribuées à une autre cause (pas de Parkinson ou de petite hémorragie cérébrale à mettre en cause, par exemple) sont par facilité nommées Alzheimer. Et comme la maladie d'Alzheimer est le type de démence le plus courant, on ne se trompe généralement pas. La démence est souvent diagnostiquée grâce à un test appelé *Mini Mental State Examination* (MMSE), qui évalue la mémoire, le sens de l'orientation, la concentration et les capacités de langage. Le résultat le plus élevé à ce test est de 30 points, ce qui est considéré comme une performance facile à atteindre pour un adulte en bonne santé. Un résultat de 27 à 30 points est donc considéré comme normal ; dans ce cas, il n'y a pas de troubles des fonctions cognitives. Lorsque la personne obtient un résultat de 21 à 26, il peut être question de MCI ou de début de démence. Le problème peut bien entendu aussi avoir une autre cause, comme la dépression, qui affecte également les aptitudes mentales. En cas de résultat compris entre 11 et 20, on parle de démence modérée et, si le score est égal ou inférieur à 10, de démence sévère. Le MMSE est un test court et général. Dans bien des cas, surtout en cas de déclin léger, il est conseillé de procéder à une enquête neuropsychologique plus approfondie.

Chez les personnes atteintes d'Alzheimer, la mémoire des événements récents est ce qui décline en premier lieu. Mesurée à l'aide de tests neuropsychologiques, la mémoire verbale (mémorisation de listes par exemple) semble la première affectée. Les problèmes de mémoire sont suivis de troubles au niveau des fonctions exécutives (planification d'activités et passage d'une activité à l'autre) et de problèmes de langage (la personne tient par exemple des propos décousus). Les patients souffrent aussi quelquefois d'illusions ou d'hallucinations. Dans le cas de l'illusion, la personne pense quelque chose qui ne correspond pas à la réalité, dans celui de l'hallucination, elle entend ou voit quelque chose qui n'existe pas. Dans mon ouvrage intitulé *Hersenspinsels* (*Tromperies du cerveau*), j'explique plus en détail les modifications des fonctions cérébrales pouvant causer des illusions et des hallucinations, en particulier chez les malades psychiatriques. Je montre aussi qu'elles peuvent se produire sous une forme légère chez les gens en bonne santé. Il est important de savoir que les zones cérébrales impliquées se situent dans les cortex préfrontal et temporal (lobe se situant à hauteur de notre tempe). Ce sont précisément les zones qui sont les plus affectées par la maladie d'Alzheimer.

La démence vasculaire apparaît généralement à la suite d'un infarctus ou d'une hémorragie cérébrale (souvent légère). Le déclin mental observé peut suivre une présentation clinique capricieuse, différente d'un patient à l'autre. L'un présentera surtout des troubles de flexibilité mentale ou de planification, l'autre souffrira plutôt de difficultés verbales (par exemple, il aura du mal à trouver ses mots), un autre encore de problèmes de mémoire. Tout dépend de l'endroit où s'est produit l'infarctus ou l'hémorragie.

La démence frontotemporale se traduit en premier lieu par des troubles comportementaux (comportement incontrôlé). Dans ce cas, la détérioration du cerveau commence non pas dans l'hippocampe, comme pour l'Alzheimer, mais dans le cortex préfrontal, qui commande notre comportement et le modère s'il est inapproprié. La démence frontotemporale est plus rare que l'Alzheimer mais survient plus tôt dans la vie ; lorsqu'une personne est atteinte de démence avant ses 65 ans, c'est plus souvent cette affection que l'Alzheimer qui est en cause.

Dans la maladie de Parkinson, les troubles moteurs, comme le tremblement des mains ou la difficulté de se lever d'une chaise, sont les premiers symptômes visibles. En termes physiologiques, on assiste à une dégénérescence des neurones dopaminergiques au plus profond du cerveau. La dopamine est un neurotransmetteur dont nous avons besoin pour nous sentir bien. Sa baisse d'activité dans le cas de la maladie de Parkinson explique pourquoi beaucoup de patients sont dépressifs.

La maladie d'Alzheimer peut quant à elle être considérée comme une forme extrême de vieillissement : si l'on observe des cellules nerveuses abîmées, des agrégats de protéines et des écheveaux en cas de vieillissement normal, ils sont massivement présents en cas d'Alzheimer. Les fonctions mentales sont progressivement interrompues ; les problèmes de mémoire sont suivis de troubles de la pensée et de la parole et, finalement, les patients ne peuvent plus ni parler ni marcher, n'ont plus de contacts avec les autres et deviennent incontinents. Ce processus prend des années voire, comme l'a montré l'exemple de Reagan, des décennies.

La plupart des malades d'Alzheimer se retrouvent à un moment donné dans un établissement de soins car la famille ne peut plus s'occuper d'eux elle-même. Comprendre les conséquences précises de la maladie sur le cerveau est d'une importance capitale. Hélas, trop peu de recherches ont été effectuées à ce sujet. Même si c'est parfois la meilleure chose à faire pour le patient, il va de soi que l'admission dans un institut n'influence pas positivement son cerveau dès lors qu'elle est souvent synonyme de réduction de l'exercice physique et de la stimulation mentale. De plus en plus de maisons de soins tentent d'y remédier, mais bien souvent elles se heurtent à un manque de personnel. Il serait souhaitable que la famille et les amis soient davantage impliqués dans l'organisation d'activités avec le malade.

Le traitement de la maladie d'Alzheimer repose sur des médicaments qui combattent le déclin mental, mais ils sont moyennement efficaces. S'ajoute à cela une thérapie comportementale destinée à lutter contre l'agitation, les problèmes de sommeil, l'angoisse et l'agressivité. Les médicaments utilisés sont les substances, citées plus haut, qui soit renforcent le neurotransmetteur acétylcholine, soit freinent la production, excessive, de glutamate. Le professeur belge Peter De Deyn, qui dirige depuis 2011 le centre Alzheimer du Centre médical universitaire de Groningue, affirme toutefois que, pour l'instant, nous ne soignons que les symptômes. Partout dans le monde, des chercheurs tentent d'identifier et de combattre les causes de la démence en misant sur des médicaments anti-inflammatoires et d'autres qui luttent contre l'agglutinement de protéines. Quelques succès ont été enregistrés dans le cadre de la recherche animale, mais aucune percée décisive n'a encore eu lieu concernant les patients atteints de la maladie.

La détérioration des fonctions cognitives en cas de démence est effrayante. Pourtant, les chercheurs des centres Alzheimer de Nimègue et de Maastricht ont récemment plaidé pour que l'on considère la maladie sous un jour moins négatif[10]. L'Alzheimer n'est rien d'autre qu'une forte accumulation de symptômes de vieillissement apparaissant également, mais dans une moindre mesure, chez les personnes saines. Les patients souffrant d'Alzheimer sont nos pairs avant d'être des malades. Dans un livre intitulé *Le vieux roi en exil*, le romancier autrichien Arno Geiger raconte que la maladie d'Alzheimer, qui a touché son père, n'empêche pas le père et le fils de mener une vie pleine de sens et de qualité.

Pour résumer ce chapitre : médecins et psychologues sont en mesure de détecter un stade préliminaire possible de la maladie d'Alzheimer. Il se manifeste par des problèmes de mémoire constatés par une personne appartenant à l'entourage proche de la personne concernée. Dans la moitié des cas, le problème n'évolue pas vers la maladie d'Alzheimer. L'hippocampe, une zone importante pour la mémoire, est touché chez les personnes qui développent effectivement une démence. Les entraînements cognitifs et l'exercice physique peuvent aider à contrer le déclin. Dans le cas de la maladie d'Alzheimer, de multiples agrégats de protéines sont les principales sources de nuisance. Il n'existe pas encore de traitement efficace contre l'affection, mais avec des médicaments et un bon accompagnement, il est possible de freiner quelque peu son évolution[11].

L'essentiel des connaissances

- Le stade qui précède la maladie d'Alzheimer (MCI) est de mieux en mieux dépisté.
- Dans près de la moitié des cas, ces problèmes ne s'aggravent pas. Dans un cas sur sept, ils s'améliorent de telle manière qu'au bout de cinq ans, le diagnostic de MCI est infirmé.
- Les entraînements cognitifs et l'exercice physique peuvent aider à contrer le déclin.
- L'hippocampe des personnes qui développent une démence est la zone du cerveau touchée. En cas d'Alzheimer, des agrégats de protéines apparaissent en masse et nuisent à l'activité cérébrale.
- L'âge reste le principal facteur de risque pour la démence : 1 % des sexagénaires, 7 % des gens de 75 ans et 30 % des gens de 85 ans en sont atteints.
- Il n'existe pas encore de traitement efficace, mais avec des médicaments et un bon accompagnement, il est possible de ralentir dans une certaine mesure la progression de la maladie.

Le corps et l'esprit

L'influence des hormones

Nous savons tous que les personnes âgées ont la peau qui se ride, les os qui se fragilisent, et que les hommes de 70 ans ont moins de force musculaire que ceux de 40. Mais pouvons-nous également l'expliquer ? Tout est dû aux hormones. Le mot dérive du verbe grec *horman*, qui signifie « mettre en marche ». Les hormones sont des substances sécrétées dans notre organisme, qui agissent *via* le sang sur les tissus et les organes en stimulant – ou au contraire en inhibant – leur activité. Tout le monde connaît l'insuline, qui règle la concentration de sucre sanguin. C'est elle qui veille à ce que les cellules du corps absorbent le glucose, faisant ainsi diminuer le taux de sucre dans le sang.

Chez les personnes âgées, la production et la diffusion de diverses hormones se réduisent. C'est particulièrement le cas de l'hormone de croissance et des hormones sexuelles. Les hormones sexuelles sont l'œstrogène chez la femme, la testostérone chez l'homme. Chez la femme, la raréfaction des œstrogènes correspond à la ménopause, qui survient autour de la cinquantaine et dure environ cinq ans. Les bouffées de chaleur en sont un symptôme bien connu, qui conduit parfois les femmes à vouloir ouvrir les fenêtres en plein hiver. Une actrice anglaise était un jour interviewée pour le *Daily Telegraph* dans le hall d'un hôtel. Invoquant ses bouffées de chaleur, elle a demandé au journaliste de poursuivre la conversation dehors, sur un banc exposé au vent piquant de l'automne.

Les sueurs nocturnes, les problèmes urinaires, la sécheresse de la peau, les changements d'humeur (irritabilité) et la fatigue sont d'autres manifestations fréquentes de la ménopause. Les attentes individuelles peuvent influencer les symptômes. Ainsi, une recherche a montré que les femmes qui avaient des préjugés négatifs sur cette période de la vie ressentaient davantage de symptômes une fois le processus enclenché. Dans les cultures orientales, où la ménopause n'est pas considérée comme une phase aussi problématique, loin de là, les femmes signalent moins de désagréments qu'en Occident.

On sait moins que chez les hommes aussi, les modifications hormonales peuvent être perceptibles ; dans leur cas, on parle d'andropause. Les points communs de celle-ci avec la ménopause sont la perte d'énergie, les variations d'humeur et la baisse de la libido. Cependant, l'andropause est bien moins brutale que la ménopause, ce qui est facile à comprendre dans la mesure où, chez les femmes, le système reproducteur est complètement mis hors service tandis que chez les hommes, on ne constate qu'un déclin progressif. Du reste, comme bien des symptômes de vieillissement, l'andropause est loin d'être ressentie par tous.

Changements hormonaux

Nous faisons rarement le lien entre les hormones sexuelles et le cerveau. Pourtant, la diminution du taux d'hormones a également des effets négatifs sur nos aptitudes mentales. Lorsque Pam, une femme d'affaires au milieu de la cinquantaine, est entrée dans la ménopause, elle a craint pendant un temps d'être atteinte de démence précoce. Parfois, elle ne retrouvait même pas un mot aussi simple que « chat ». Conseillère financière reconnue auprès de la Banque mondiale, Pam venait d'entamer un cours sur les formes d'hypothèque. Mais voilà, elle ne comprenait, ne mémorisait plus rien. Elle qui avait pensé en s'inscrivant que ce serait très facile a finalement dû renoncer à cette formation.

Une étude effectuée par l'université de Californie sur quelque 2 000 femmes montre que Pam n'est pas un cas isolé. Les problèmes de mémoire augmentent au début de la ménopause. Beaucoup de femmes ne sont plus capables de réfléchir aussi vite pendant cette période. Chez la plupart, il ne s'agit pas encore d'un déclin net, elles peuvent encore trouver la route du supermarché, mais elles remarquent néanmoins qu'elles sont moins vives qu'auparavant. La bonne nouvelle est qu'un an après la dernière menstruation (lorsque la ménopause est achevée), la mémoire, la concentration et la capacité d'apprentissage s'améliorent dans une certaine mesure et posent moins problème que pendant le processus. Voyons à présent de quelle façon les hormones peuvent influencer le fonctionnement du cerveau.

Le rôle des œstrogènes dans les symptômes de la ménopause

Commençons par les œstrogènes, également appelés hormones féminines. Les hommes en possèdent certes une petite quantité eux aussi, mais le taux d'œstrogènes est nettement plus élevé chez les femmes. Le cycle de production de cette hormone (et de bien d'autres) suit la trajectoire d'un boomerang : il débute dans le cerveau et c'est aussi là que l'hormone retourne au bout du compte, du moins en partie. Le signal de départ de la production hormonale est donné dans l'hypothalamus, une structure du système nerveux central située à la base du cerveau. Ce signal parvient après quelques étapes jusqu'aux ovaires (figure 16). Dans leurs années fécondes, les femmes ne présentent pas un taux d'œstrogènes constant. Celui-ci varie au cours du cycle menstruel : la quantité d'œstrogènes disponibles est au plus bas pendant la menstruation et culmine au moment de l'ovulation. Les œstrogènes jouent un rôle crucial dans le développement sexuel féminin à la puberté. Ils contrôlent le cycle menstruel et influencent la répartition des tissus musculaires, ce qui détermine la forme des hanches, des seins et des jambes. Mais ils ont bien d'autres fonctions encore. Ils protègent par exemple contre les maladies cardiovasculaires, cela grâce à leur influence bénéfique sur le taux de lipides dans le sang et à leur action dilatatrice sur les veines. Ils contribuent à la solidité des os. Lorsqu'ils cessent d'agir, une fois la ménopause achevée, les femmes sont donc plus exposées au risque de décalcification.

16. Après émission d'un signal dans le cerveau (hypothalamus), les ovaires sont stimulés à la production d'œstrogènes.

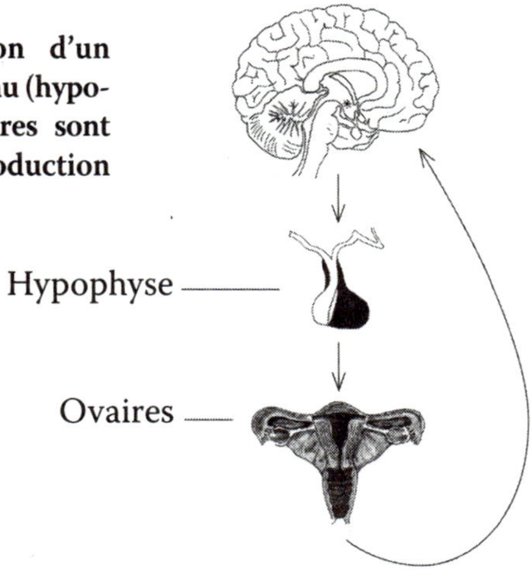

Les œstrogènes influencent aussi le fonctionnement du cerveau. L'influence du taux d'œstrogènes sur l'humeur des femmes le prouve bien. Le phénomène a été étayé par des découvertes biologiques : dans plusieurs zones du cerveau, dont l'hippocampe, une importante structure mémorielle, on trouve des récepteurs d'œstrogènes. Comme les neurotransmetteurs, les hormones se fixent à la paroi cellulaire des neurones afin d'exercer leur action. Quelles sont les fonctions cérébrales influencées par les œstrogènes ? Les récepteurs d'œstrogènes apparaissent surtout dans les zones liées d'une part à la mémoire, de l'autre à l'humeur, à l'émotion et au stress : l'amygdale, l'hippocampe et le gyrus cingulaire. Ils influencent également une substance messagère appelée sérotonine. Celle-ci est largement impliquée dans la régulation de l'humeur, à tel point que les perturbations dans le taux de sérotonine peuvent conduire à la dépression.

L'idée qui vient spontanément à l'esprit consiste à faire prendre des œstrogènes aux femmes particulièrement sujettes aux symptômes de la ménopause. On le fait effectivement depuis plusieurs années et les recherches ont montré que cela atténuait les bouffées de chaleur tout en améliorant le sommeil, l'humeur et le bien-être. La mémoire peut également s'en trouver mieux elle aussi. Des études fondées sur des scanners du cerveau ont révélé que les œstrogènes administrés après la ménopause pouvaient contribuer à activer le lobe préfrontal, avec à la clé un meilleur fonctionnement de la mémoire de travail. Hélas, la thérapie hormonale a également son revers : elle augmente les risques de certaines formes de cancer (par exemple celui des ovaires). Les œstrogènes semblent en effet favoriser la croissance des cellules cancéreuses. La thérapie a aussi un effet négatif sur le développement de maladies cardiovasculaires.

Les médecins et les scientifiques cherchent donc des moyens alternatifs offrant les avantages des œstrogènes sans leurs inconvénients. Les phyto-œstrogènes végétaux sont un candidat naturel (dans tous les sens du terme). Il s'agit de substances extraites de certaines plantes, qui ont la structure des œstrogènes et semblent également avoir leurs propriétés. Ils ne favorisent toutefois pas la croissance des cellules tumorales et n'ont pas non plus d'effets secondaires significatifs.

Les phyto-œstrogènes sont présents en grande quantité dans le soja. La consommation régulière de cette fève aurait-elle une influence positive sur les problèmes de la ménopause ? On pourrait penser que oui. Dans les pays asiatiques, où on la consomme abondamment, les femmes ont généralement moins de problèmes à cette période de leur vie, que ce soit sur le plan physique ou sur le plan mental. Le fait est intéressant, mais peut-on vraiment l'attribuer au soja ? D'autres facteurs, de nature culturelle ceux-là, pourraient également intervenir. La présomption d'un lien avec le soja n'est toutefois pas stupide car des recherches menées sur des animaux ont montré que les œstrogènes du soja pouvaient avoir des effets biologiques comparables à ceux des œstrogènes fabriqués par l'organisme.

Une série d'études a montré que la consommation de soja pouvait réduire jusqu'à un certain point les bouffées de chaleur chez les femmes qui en sont fortement atteintes. La meilleure manière de savoir si les produits à base de soja ont un effet positif sur la mémoire et la faculté de concentration consiste à observer deux groupes de femmes en âge de ménopause, un qui consomme du soja quotidiennement, l'autre qui reçoit un placébo. On vérifiera ensuite si le groupe « soja » présente moins de symptômes que l'autre. L'expérience a été menée par une équipe placée sous la direction d'Yvonne van der Schouw, professeur à l'hôpital universitaire d'Utrecht. Le professeur Edward de Haan et moi-même avons assuré pour elle le choix des tests neuropsychologiques et l'interprétation des résultats. Les participantes étaient au nombre de 202, réparties de façon arbitraire dans les deux groupes (soja et placébo). Celles du groupe « soja » ont absorbé quotidiennement pendant un an une préparation à base de soja, en l'occurrence une poudre qui pouvait être diluée dans une boisson ou ajoutée aux aliments solides. Le groupe « placébo » a également reçu une poudre, non pas à base de soja, mais de protéines de lait[1].

Les tests neuropsychologiques effectués avant et après l'année d'expérience portaient sur l'attention, la mémoire, la réflexion et la capacité de planifier et de passer d'une chose à une autre mentalement. La densité osseuse et le taux de lipides dans le sang (comme le cholestérol) ont également été mesurés, car les œstrogènes ont aussi une influence positive dans ce domaine. Nous étions très impatients d'analyser les résultats et de savoir si les phyto-œstrogènes du soja amélioraient la mémoire et d'autres fonctions mentales. La réponse a été décevante : aucune différence n'a été observée entre les deux groupes. Dans l'un comme dans l'autre, aucune amélioration des fonctions mentales, de la densité osseuse ou de la quantité de lipides dans le sang n'a été constatée. Cette recherche a été décrite en 2004 dans le très respectable *American Journal of Medical Association*. D'autres travaux, dont une étude chinoise portant sur 191 femmes qui avaient consommé pendant six mois soit du soja, soit un placébo, n'ont pas davantage permis de mettre en évidence une amélioration de la mémoire et des autres fonctions mentales. L'absence d'efficacité des phyto-œstrogènes a encore été confirmée par l'université de Miami. Les 250 participantes de cette enquête ont pris des comprimés chaque jour. Une moitié a absorbé la quantité habituelle d'un régime riche en soja, l'autre un placébo. Les chercheurs n'ont relevé aucune amélioration de la densité osseuse et de la qualité du sommeil, pas même une réduction des bouffées de chaleur. Le fonctionnement cérébral n'a malheureusement pas été évalué.

Nous pouvons donc conclure que jusqu'à présent, les phyto-œstrogènes ne semblent pas tenir leurs promesses. Il faut d'ailleurs noter que les dernières recherches ont également mis en doute l'efficacité de l'hormonothérapie par œstrogènes. Il semblerait qu'elle n'entraîne pas non plus d'amélioration durable du fonctionnement mental. Cela pourrait s'expliquer par le côté artificiel de l'augmentation du taux d'hormones. L'hormone endogène qui agit avant la ménopause est sécrétée différemment et diffusée plus régulièrement dans le sang au cours de la journée, mais néanmoins avec des variations d'intensité. Il se pourrait aussi que la quantité et l'efficacité des récepteurs d'œstrogènes diminuent après la ménopause, réduisant ainsi l'effet du traitement.

Testostérone et fonctions cérébrales

La testostérone n'a pas très bonne réputation. Tout le monde ou presque sait qu'il s'agit d'une hormone masculine dont certains sportifs, en particulier les bodybuilders, abusent et qui rend agressif et irritable. Quand de jeunes hommes font du grabuge ou se battent, on incrimine aussitôt l'excès de testostérone. Idem face à un comportement machiste. Cette hormone permet le développement musculaire et influence dans certains cas les chances qu'une personne se serve effectivement de cette masse musculaire. Mais ses effets ne se résument pas à cela. Elle joue également un rôle important pour la peau et les os et permet d'aborder positivement la compétition. Elle intervient de façon décisive dans l'appétit sexuel et la production de spermatozoïdes. Une hormone très « physique », donc. Mais, tout comme l'œstrogène, elle illustre aussi l'étroite solidarité qui existe entre corps et esprit : elle influence en effet des fonctions mentales comme la mémoire et la capacité de concentration. Si on détermine la quantité de testostérone dans le sang d'une centaine d'hommes et qu'on les soumet à une série de tests neuropsychologiques, on observe une relation entre cette quantité d'hormones et leurs performances : les hommes au taux de testostérone élevé obtiennent de meilleurs résultats, en particulier en ce qui concerne la perception spatiale. On teste cette faculté en demandant aux participants de dire si deux objets abstraits, dessinés sous deux perspectives différentes, sont identiques (figure 17). Pour le savoir, ils doivent faire pivoter l'objet devant leur œil mental, de façon à voir s'il s'agit du même ou non. C'est la perception de l'espace qui intervient dans cet exercice. Les hommes sont en moyenne plus doués que les femmes à ce petit jeu et ceux qui présentent un taux élevé de testostérone le sont plus encore.

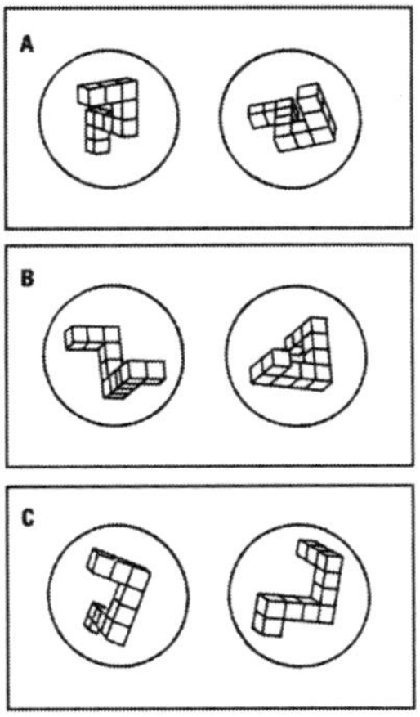

17. Test de perception de l'espace. Les figures de gauche et de droite sont-elles identiques ?
Réponses : 1, oui ; 2, oui ; 3, non.

De même que les hommes ont peu d'œstrogènes, les femmes ont peu de testostérone. Pour évaluer l'effet de cette dernière sur les fonctions mentales, on prescrit dans le cadre de certaines études une pilule unique à de jeunes femmes et on observe l'évolution de leurs performances. Si ces femmes prenaient de la testostérone chaque jour pendant une période prolongée, elles finiraient par présenter des caractères masculins, comme une pilosité accrue et une voix plus grave. Mais avec une seule prise, pas de danger. Le psychologue Jack van Honk, spécialiste des effets des hormones sur le comportement, et moi-même avons étudié l'effet de cette pilule de testostérone sur l'intelligence spatiale et constaté qu'il était positif. Cela montre que cette hormone a une puissante influence sur les fonctions cérébrales, fait que d'autres recherches ont également démontré. Au laboratoire, nous avons plaisanté sur l'idée qu'avant de lire une carte routière, notre femme ou notre amie gagnerait à avaler un comprimé de testostérone.

À partir de l'âge de 50 ans environ, le taux de testostérone commence à diminuer chez l'homme : l'andropause se met en route. Même si cette diminution est moins radicale que chez la femme, elle peut avoir sur lui un fort impact : cela va de la diminution du volume et de la force musculaire au déclin des fonctions sexuelles (problèmes d'érection), en passant par la somnolence, la fatigue et la dépression. Mais la diminution de la testostérone liée au vieillissement peut-elle être associée au déclin des fonctions mentales ? Le docteur Majon Muller a mené à Utrecht des recherches sur un groupe de 400 hommes âgés de 40 à 80 ans. J'ai été impliqué dans le volet neuropsychologique de l'enquête. Effectivement, nous avons observé un lien entre le taux de testostérone dans le sang (sans administration extérieure) d'une part, les performances de la mémoire et la rapidité mentale de l'autre. Ce lien a la particularité d'être curvilinéaire, ce qui signifie que sous forme de graphique, il se présente comme un U retourné (voir figure 18). Il existe donc une quantité optimale (correspondant au point central du U). Le lien n'est linéaire que pour le groupe le plus âgé (une centaine d'hommes entre 70 et 80 ans).

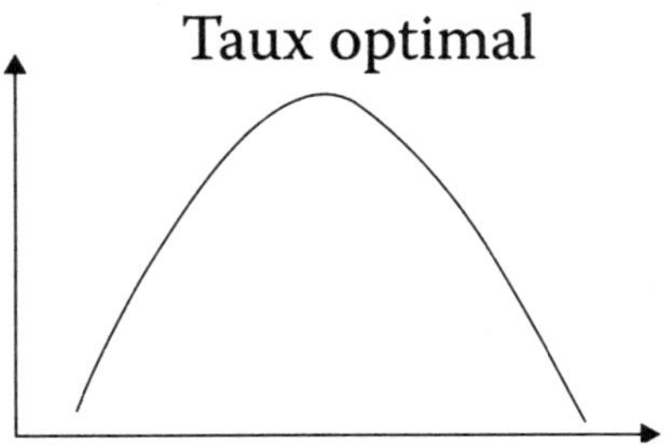

18. Courbe en forme de U retourné représentant la relation entre taux de testostérone et fonctions mentales chez les hommes de la tranche 40-70 ans. En cas de niveau très faible ou très élevé, les participants réussissent moins bien les tests neuropsychologiques. L'abscisse représente les niveaux de testostérone et l'ordonnée les résultats aux tests.

Dans ce groupe d'hommes, chez qui le taux de testostérone est généralement faible, la mémoire et la rapidité mentale sont proportionnelles à son niveau. On peut dès lors se demander si l'administration de testostérone mènerait à une amélioration des fonctions mentales. La question a également été étudiée par les chercheurs du Centre médical universitaire d'Utrecht, avec lesquels j'ai collaboré[2]. Nous avons là aussi utilisé une batterie de tests neuropsychologiques évaluant non seulement les performances de la mémoire, mais aussi la rapidité de pensée et la flexibilité mentale. Comme la testostérone était au cœur de nos préoccupations, nous y avions ajouté un test d'intelligence spatiale, fondé sur les mêmes objets que ceux de la figure 17. Le groupe testé comptait 236 hommes âgés de 60 à 80 ans, tous avec un taux de testostérone faible. C'était une condition pour pouvoir participer car il y avait dans ce cas une raison biologique d'envisager le recours à un supplément d'hormones. Pendant six mois, les participants ont absorbé soit un comprimé de testostérone, soit un placébo. Au bout de ce laps de temps, aucune amélioration sensible des capacités mentales n'a été observée dans le sous-groupe ayant pris de la testostérone par rapport à l'autre. Ce sous-groupe présentait bien une réduction des tissus graisseux, mais celle-ci ne se traduisait pas par une augmentation de la force musculaire.

Il semblerait donc que l'augmentation du taux de testostérone chez des hommes âgés (présentant un taux déjà faible) ne mène pas automatiquement à une amélioration de la mémoire ou de la concentration. Même en ce qui concerne l'intelligence spatiale, qui, dans les groupes plus jeunes, dépend davantage de la testostérone que la mémoire ou la concentration, nous n'avons constaté aucune évolution. Bien que beaucoup de substances et d'hormones n'aient besoin que de quelques semaines pour agir sur ces mêmes fonctions, six mois ne suffisent peut-être pas à enclencher des changements dans les fonctions cérébrales. Les comprimés entraînent une augmentation temporaire des taux d'hormones, qui se maintient pendant quelques heures après la prise. Ces taux étant différents des taux naturels, cela pourrait également avoir des conséquences sur leur efficacité. Récemment, on a mis sur le marché des patchs ou des gels qui peuvent garantir une augmentation plus constante du taux de testostérone. Des recherches restent nécessaires, mais rien n'indique jusqu'à présent que ces médicaments aient un effet positif sur les fonctions mentales.

La question suivante mérite également d'être creusée : la testostérone mène-t-elle à une amélioration des aptitudes mentales chez les gens obtenant des résultats médiocres aux tests neuropsychologiques ? Dans notre étude, les participants avaient des résultats très légèrement supérieurs à la moyenne des gens de leur âge (leur taux de testostérone était en revanche inférieur à la moyenne). Cela signifie qu'il y avait là une marge de progression, mais aussi que ces hommes n'avaient pas plus de problèmes de mémoire et de concentration que leurs contemporains. Il se pourrait donc que les personnes qui ont des problèmes de mémoire ou de concentration puissent tirer profit d'une hormonothérapie. Le but de ce genre de traitements est d'améliorer une fonction spécifique très amoindrie, par exemple une mauvaise mémoire.

Certaines sociétés commerciales vont plus loin et n'hésitent pas à jouer sur la peur de vieillir et le déclin des fonctions physiques en général. Jeffrey Life, un médecin américain, propose ainsi des remèdes pour avoir un corps musclé à 70 ans – une démarche totalement en phase avec le culte de la jeunesse qui règne aux États-Unis (et aussi, de plus en plus, en Europe). Il est lui-même une preuve tangible que cela marche. Bien qu'ayant largement dépassé les 70 ans, il arbore un corps bronzé, des bras musclés, une poitrine large et des abdominaux en tablette de chocolat. Les gens qui voient les photographies (avant et après traitement) utilisées pour faire la publicité de son entreprise pensent souvent qu'elles ont été retouchées sur Photoshop ou que l'on a « collé » une tête de 70 ans sur un corps d'athlète de 30 ans au plus. Elles sont pourtant bien réelles. Le docteur Life (et c'est son véritable nom) a atteint ce résultat à l'aide d'une combinaison de fitness intensif, de régime alimentaire spécial et de traitements hormonaux à base de testostérone et d'hormone de croissance. On peut évidemment se demander si c'est une bonne chose de lutter ainsi contre le processus naturel de vieillissement. D'un point de vue scientifique, l'utilité de l'hormonothérapie demeure en tout cas incertaine, surtout dans le domaine des fonctions cérébrales. Si les hormones peuvent aider à se muscler le corps, les consommateurs ne sont pas à l'abri d'effets secondaires indésirables. La prise de testostérone peut par exemple déclencher un cancer de la prostate latent. Les effets secondaires sont plus puissants encore dans le cas de l'hormone de croissance, qui est sans doute celle qui diminue le plus radicalement avec l'âge et contribue le plus aux processus de vieillissement.

Une mystérieuse hormone

Le philosophe René Descartes (1596-1650) est connu pour sa célèbre formule – « Je pense donc je suis » (*cogito ergo sum*) – et sa théorie, correspondante, du dualisme, autrement dit la conviction que corps et esprit sont des choses bien distinctes. Il admettait que le corps et l'esprit étaient en contact par le biais de la glande pinéale, une petite glande endocrine située au centre du cerveau entre les deux hémisphères. S'il avait vécu aujourd'hui, c'est peut-être l'hormone de croissance qu'il aurait désignée comme lieu de rencontre entre corps et esprit. Celle-ci a beau être la plus « physique » que nous ayons, elle n'en exerce pas moins une influence déterminante sur notre cerveau. Peut-être nos connaissances à ce sujet auraient-elles même amené Descartes à douter du principe du dualisme. L'hormone de croissance est celle qui transforme un bébé en adulte. Les gens qui en possèdent trop peu restent petits, ceux qui en ont trop peuvent dépasser allègrement les deux mètres. Mais au-delà de ça, cette hormone remplit des fonctions importantes tout au long de la vie. Elle favorise la constitution de masse non adipeuse dans le corps, un mécanisme très sain. Elle est impliquée dans le renouvellement des cellules cutanées et capillaires, ainsi que dans la réparation des tissus endommagés. Ce que l'on sait moins, c'est que cette hormone endogène exerce également une influence positive sur le fonctionnement de notre cerveau. Les gens qui en possèdent un taux élevé se sentent mieux que les autres : ils sont mieux dans leur peau, au sens propre comme au sens figuré. La corrélation entre l'hormone de croissance et les résultats à des tests neuropsychologiques de mémoire, de concentration et de raisonnement n'est connue que depuis une vingtaine d'années. Avant d'y venir, je voudrais expliquer en quelques mots le fonctionnement de cette hormone.

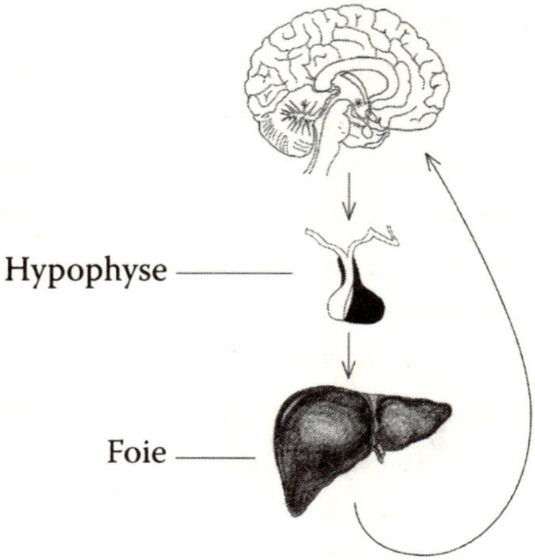

19. L'hypothalamus stimule la libération d'hormones de croissance par l'hypophyse, qui stimule à son tour le foie à la production d'IGF, un facteur de croissance ayant une action positive sur le cerveau.

Le signal de départ de l'émission de l'hormone de croissance est donné, comme dans le cas des hormones sexuelles, par l'hypothalamus. L'hypothalamus envoie un signal à l'hypophyse, une glande située à la base du cerveau. Les cellules de celle-ci produisent alors l'hormone de croissance, qui est libérée à doses régulières dans le système sanguin. Le processus est à son apogée pendant les premières heures de sommeil, ce qui explique pourquoi cette phase, appelée sommeil profond, est si importante. La quantité d'hormone de croissance présente dans notre corps diminue à mesure que nous vieillissons. Chez les adultes, elle se réduit de moitié tous les dix ans. Son action sur nos organes passe en bonne partie par une intrigante hormone proche de l'insuline, appelée « facteur de croissance apparenté à l'insuline » (IGF en anglais). L'IGF est le dernier maillon dans la réaction déclenchée par l'hypothalamus (figure 19). Il est difficile d'obtenir une mesure fiable du taux d'hormone de croissance dans le sang, car elle est sécrétée par l'hypophyse selon un schéma de pics irrégulier. Les taux d'IGF sont en revanche beaucoup plus stables. Et comme celui-ci est le faire-valoir de l'hormone de croissance et qu'il agit en quelque sorte sur les tissus cellulaires à la demande de celle-ci, beaucoup d'études se contentent de mesurer l'IGF comme indication de l'activité de l'hormone de croissance. La particularité de l'IGF est qu'il agit dans tout le corps, y compris dans le cerveau, alors que la plupart des substances produites par notre corps ne peuvent y pénétrer en raison de la présence d'une barrière naturelle dans les parois vasculaires cérébrales. Le facteur de croissance justifie en outre pleinement son appellation puisqu'il est impliqué dans la prolifération des cellules cérébrales et des prolongements de cellules qui apparaissent quand nous acquérons de nouvelles informations. L'IGF est également d'une importance vitale pour la réparation des tissus cérébraux détériorés.

J'ai appris son existence en 1997 dans le cadre de mon stage de fin d'études en psychologie auprès de l'interniste Hans Koppeschaar, du Centre médical universitaire d'Utrecht. Sa fascination pour l'influence possible de l'IGF sur le cerveau a éveillé mon intérêt pour cette hormone à mes yeux mystérieuse. Étant donné que l'IGF et les fonctions mentales se réduisent tous deux avec l'âge, nous nous posions tout naturellement la question d'un éventuel rapport entre les deux[3]. Il y avait deux bonnes raisons de ne le vérifier que sur les hommes : premièrement, il pouvait y avoir des différences entre hommes et femmes en ce qui concerne l'hormone de croissance et, deuxièmement, nous voulions savoir si nos résultats correspondraient à ceux de l'unique étude consacrée jusqu'ici au lien entre IGF et fonctionnement mental, une recherche américaine effectuée sur un groupe d'hommes âgés.

Les hommes de notre enquête avaient entre 65 et 76 ans. Les résultats ont montré une corrélation entre taux d'IGF et performances à deux tests, centrés sur la rapidité et la flexibilité mentale. Plus un homme âgé avait d'IGF dans le sang, mieux il s'en sortait lors de ces évaluations. L'enquête américaine avait également identifié un lien entre IGF et flexibilité mentale. Des enquêtes ultérieures, portant sur des groupes beaucoup plus larges, ont confirmé que des taux d'IGF plus élevés chez les personnes âgées allaient de pair avec de meilleures performances mentales. Des chercheurs d'Amsterdam ont notamment observé que les gens présentant les taux d'IGF les plus faibles dans un groupe de 1 300 participants (appartenant à la tranche des 65-88 ans) obtenaient les plus mauvais résultats lors des tests de rapidité mentale, quel que soit leur sexe. Cette relation était toujours perceptible trois ans plus tard.

Cette incidence de l'hormone de croissance et de l'IGF sur les aptitudes mentales n'était d'ailleurs pas tout à fait une surprise. On savait déjà que les personnes souffrant d'un fort déficit en hormone de croissance avaient de moins bons résultats lors des tests neuropsychologiques, notamment en ce qui concerne la mémoire et la concentration. Récemment, il a été démontré que les personnes qui produisaient cette hormone de façon excessive (une maladie nommée acromégalie) avaient également des soucis de mémoire. Comme dans le cas de la testostérone, une carence et un excès semblent avoir un effet négatif sur le cerveau. On pourrait imaginer qu'une carence éventuelle puisse être palliée grâce à l'administration d'un supplément d'hormone. C'est effectivement le cas, mais l'opération n'est pas sans danger. Les suppléments d'hormone de croissance peuvent en effet accélérer le développement de cellules cancéreuses présentes dans l'organisme (mais jusque-là non décelées). Le risque est non négligeable pour les personnes âgées, d'autant que le phénomène n'a pas encore été suffisamment approfondi. Trois enquêtes en tout et pour tout ont été publiées à ce jour. Elles consistaient respectivement à administrer de l'hormone de croissance à des personnes âgées présentant un faible taux d'hormone, de l'IGF à un groupe de femmes âgées et, enfin, de la substance sécrétée par l'hypothalamus pour stimuler l'hormone de croissance (*Growth Hormone Releasing Factor*, ou GRF). Les deux premières études n'ont pas permis de constater d'amélioration du fonctionnement mental, au contraire de la troisième. Comme l'hormone de croissance déclenche une réaction en chaîne dans le corps, la meilleure solution consiste probablement à intervenir le plus tôt possible dans ce processus (le GRF se trouve au début de la réaction). L'administration d'hormone de croissance à des personnes âgées en bonne santé doit se faire avec prudence. Selon moi, il serait plus intéressant de concentrer les recherches sur les personnes souffrant de problèmes de mémoire ou de troubles cognitifs légers. Ce sont en effet celles qui pourraient tirer d'un éventuel traitement le plus grand profit, à savoir le ralentissement possible de la maladie d'Alzheimer à un stade précoce.

L'essentiel des connaissances

- Les hormones jouent un rôle crucial dans le vieillissement. La réduction du taux d'hormones entraîne une série de symptômes de vieillissement.
- Les hormones peuvent être exploitées dans le cadre de traitements, mais peu de succès ont jusqu'ici été enregistrés dans l'amélioration des fonctions mentales.
- Les œstrogènes végétaux présents dans les dérivés du soja sont inefficaces contre les troubles de la ménopause.
- L'hormone de croissance pourrait avoir un effet positif sur la mémoire et la concentration, mais fait courir certains risques pour la santé.

Produits et entraînements

Ce qui marche et ce qui ne marche pas

C'était un véritable exploit, même si Gerrit Deems ne s'en rendait pas compte. Le 19 avril 2011, ce citoyen néerlandais âgé de 89 ans a décroché un doctorat à l'université de Nimègue. Il avait entamé des études de philosophie à 43 ans après une carrière de représentant commercial et d'assistant social. Ayant obtenu une licence en théologie à 69 ans, il avait décidé de transformer en thèse son mémoire, consacré au prêtre Alfons Arieens (1860-1928), une figure clé du mouvement ouvrier catholique néerlandais. Dans une interview accordée au *NRC Handelsblad,* il avouait d'ailleurs que la rédaction de celle-ci avait connu des hauts et des bas[1]. La dizaine de jeunes doctorants que j'ai eu l'occasion d'accompagner au cours des dernières années ont souvent le même discours. Quoi qu'il en soit, cette activité a été pour Deems un moyen idéal de conserver sa vivacité d'esprit, et c'est d'ailleurs comme ça qu'il le voit aussi. Vieillir dans l'inactivité, c'est stagner. « La retraite permet justement à chacun de progresser à sa manière, de continuer à s'épanouir. »

Si on ne peut bien entendu pas demander à tous les plus de 65 ans de se lancer dans la rédaction d'une thèse, il existe bien d'autres activités qui font travailler le cerveau. La question se pose donc en ces termes : les activités intellectuelles sont-elles bonnes pour un cerveau vieillissant ? Contribuent-elles à combattre son déclin ? « La mémoire diminue, à moins qu'on ne l'exerce », disait Cicéron, érudit et homme d'État romain (106-43 avant J.-C.). » Avait-il raison ?

Les journaux, les magazines, la télévision et internet proposent une foule de moyens pour entretenir une bonne capacité de réflexion malgré l'âge, évoquant le sudoku, les jeux informatiques, les omégas 3 ou encore les préparations vitaminées. De leur côté, scientifiques et firmes pharmaceutiques sont occupés à développer des médicaments qui améliorent la mémoire et la capacité de réflexion. Mais tous ces moyens sont-ils efficaces ? Peut-on améliorer ses aptitudes mentales ou, du moins, lutter contre leur déclin ? Nous verrons dans ce chapitre ce qui marche et ce qui ne marche pas.

Les médicaments

Le professeur britannique Linda Partridge, directrice de l'Institut Max Planck de biologie du vieillissement à Cologne, joue un rôle pionnier dans la recherche sur ce thème. En novembre 2011, elle a donné une conférence aux Pays-Bas et, dans la foulée, une interview au *Volkskrant*. Selon elle, des progrès appréciables ont été faits dans la recherche sur la santé des personnes âgées et la commercialisation d'une pilule que beaucoup de seniors prendront quotidiennement n'est plus qu'une question d'années. Elle la nomme « polypilule » car elle sera constituée d'un cocktail de produits actifs. Elle contiendra par exemple un inhibiteur de cholestérol et de l'aspirine, deux moyens de réduire les risques de maladies cardiovasculaires. Elle renfermera aussi une substance influençant positivement le taux d'insuline, ce qui bénéficiera au métabolisme. Grâce à ce remède, les gens resteront en bonne santé plus longtemps. Des pilules analogues sont déjà en vente aujourd'hui, mais elles n'ont qu'un usage bien défini (par exemple, des anti-cholestérols) et ne sont adressées qu'à des groupes spécifiques (dans ce cas, uniquement à ceux qui ont un taux de cholestérol trop élevé).

Pourquoi le professeur Partridge ne mentionne-t-elle pas de médicaments qui améliorent directement les fonctions mentales ? Parce qu'ils ne sont pas encore au point. Il n'est même pas certain que l'on réussira à améliorer des facultés comme la mémoire ou la concentration de façon significative à l'aide d'un médicament sans effets secondaires indésirables. Des recherches intensives sont pourtant effectuées sur les substances susceptibles d'améliorer la mémoire et la capacité de réflexion – *cognition enhancers* en anglais –, comme le donépézil, la mémantine et le modafinil. Les deux premières sont déjà utilisées dans le traitement de la maladie d'Alzheimer. Bien qu'elles permettent d'enregistrer de légers progrès chez les patients dans le domaine de la mémoire et de la concentration, elles ne sont pas à même de stopper la progression de la maladie. Dans certains cas, elles peuvent en revanche retarder ses effets. Le donépézil assure une meilleure disponibilité de l'acétylcholine (important pour la mémoire) dans le cerveau. Son efficacité chez les personnes saines souffrant de problèmes de mémoire n'a pas encore été étudiée scientifiquement. Une enquête menée aux États-Unis sur une vingtaine de personnes âgées de 72 ans a montré que le donépézil avait une influence positive sur la mémoire verbale, mais uniquement si les participants s'étaient attardés un peu sur les mots. Ceux-ci faisant l'objet d'une courte réflexion (concrètement, on demandait à ces personnes si elles trouvaient le mot joli ou pas), ils étaient mieux mémorisés que s'ils étaient simplement lus. Le donépézil favorise ce mécanisme, qui débouche sur un meilleur stockage des informations. Dans une enquête portant sur des personnes de 30 à 80 ans, on a relevé que cette substance favorisait le sommeil paradoxal ainsi que la mémoire. Un lien entre les deux a pu être établi. Ce constat est particulièrement intéressant dès lors qu'un nombre croissant d'études montrent que le sommeil paradoxal est important pour la mémorisation d'informations pertinentes et des choses que nous avons faites.

Dans une autre étude, on a cherché à savoir si le donépézil pouvait aider les personnes âgées à rester attentives au volant. Les participants ont été testés à l'aide d'un simulateur de conduite. Résultat, le médicament n'a pas fait plus d'effet qu'une pilule placébo.

La mémantine agit simultanément sur plusieurs substances messagères : le glutamate, la sérotonine et l'acétylcholine. Le glutamate est largement répandu dans le cerveau. Il active les neurones et, tout comme l'acétylcholine, est essentiel pour l'apprentissage et la mémorisation. Bien que beaucoup d'éléments constatés dans le cadre de la recherche animale ou de la recherche sur la maladie d'Alzheimer indiquent que la mémantine pourrait avoir un effet positif sur les aptitudes mentales, elle n'a pas encore été évaluée chez des personnes âgées en bonne santé souffrant de problèmes de mémoire. Une nouvelle substance, l'ampakine, fait actuellement l'objet de tests sur des animaux. Elle agit également sur le neurotransmetteur glutamate et semble pouvoir améliorer la mémoire et les capacités cognitives.

Le modafinil est déjà utilisé chez des sujets atteints de troubles du sommeil (narcolepsie). Ces personnes étant plus alertes lorsqu'elles consomment cette substance, les chercheurs ont pensé qu'elle pouvait peut-être faire progresser la capacité de concentration chez les gens atteints de déclin mental. On ignore comment ce produit agit exactement dans le cerveau, mais il semblerait qu'il augmente notamment le taux de dopamine et d'histamine. L'histamine est importante pour la vigilance, la dopamine favorise l'intérêt et la mémoire de travail. Des recherches ont montré qu'une seule prise de modafinil suffisait à améliorer la concentration et la mémoire chez les personnes jeunes en bonne santé qui avaient pris le médicament dans le cadre de l'enquête, chez des personnes atteintes d'ADHD[2] et chez les schizophrènes. Le produit n'a pas encore été testé sur des personnes âgées saines ayant des problèmes de mémoire ni chez les patients souffrant de MCI.

Enfin, il existe une dernière « pilule » susceptible d'exercer un effet positif sur la mémoire. Cela en surprendra plus d'un, mais il s'agit de la pilule placébo. Des chercheurs de l'université de Wellington en Nouvelle-Zélande ont donné à la moitié d'un groupe de seniors une pilule soi-disant bonne pour la mémoire. En réalité, c'était un faux médicament, sans substance active. Ces personnes ont été soumises à un test pointu, composé d'une série de tâches à exécuter dans un certain ordre. Les gens qui avaient pris la pilule s'en sont sortis nettement mieux. Cette recherche confirme que nos propres attentes jouent un rôle important dans nos performances mentales. Nous avons vu précédemment que quand des stéréotypes concernant les personnes âgées et la perte de mémoire avaient cours dans le groupe concerné, ils influençaient ses performances. Mais même si la recherche « placébo » montre que les médicaments peuvent également réduire les attentes négatives, la conscientisation sociale est certainement plus efficace à long terme. Une meilleure connaissance du vieillissement des fonctions mentales devrait permettre de revaloriser celles-ci (notamment par le biais des aspects positifs qui sont trop rarement mis en évidence) et de combattre les clichés. Nous espérons que ce livre y contribuera

Les compléments naturels

De tout temps, les hommes ont essayé de se soigner à l'aide d'herbes et de plantes. Nous savons par certains écrits que cette science était déjà très développée en Chine il y a plusieurs millénaires. D'autres sociétés connaissaient également les propriétés des plantes. Dans le recueil de l'érudit juif Jésus Ben Sira (écrit vers 175 avant J.-C.), on lit par exemple : « Le Seigneur a créé des remèdes issus de la terre, l'homme avisé ne les méprise pas. » Notre civilisation occidentale contemporaine s'y intéresse également. Nous sommes nombreux à nous procurer des préparations phytothérapeutiques en pharmacie ou dans les magasins de produits naturels. Souvent, nous ignorons en revanche que les médicaments conventionnels renferment souvent une substance naturelle à propriétés curatives. Ces substances agissent non seulement sur le corps, mais aussi sur l'esprit ; le millepertuis, efficace en cas de dépression modérée, est un exemple bien connu. Mais les compléments alimentaires naturels peuvent-ils également améliorer la mémoire, la concentration et les capacités cérébrales ?

Bien que beaucoup de préparations soient prétendument bonnes pour le cerveau, seuls la vitamine B12 et les omégas 3 ont vu leur efficacité avérée par des tests scientifiques. Divers éléments laissent penser que les premières sont importantes pour le fonctionnement mental des personnes âgées[3]. Une carence en vitamine B12 accroît le risque de déclin mental au cours du vieillissement. Quand on sait que cette carence touche environ 15 % des personnes âgées, l'information est bonne à prendre. Ses symptômes sont la pâleur, la fatigue, une humeur changeante et le manque d'appétit. Comme il s'agit de manifestations assez atypiques, l'avis du médecin reste primordial. Les carences sont décelées à l'aide d'une prise de sang. En cas de carence jugée grave, le médecin peut prescrire des injections. Une recherche récente de l'université de Chicago montre que les personnes âgées carencées ont moins de matière grise dans le cerveau. Cette découverte souligne l'importance d'une consommation suffisante de cette vitamine, que l'on trouve en quantité dans la viande de bœuf et le cabillaud. L'extrait de levure, comme la Marmite[4], contient de la vitamine B12 ajoutée et peut également être pris comme complément alimentaire.

Néanmoins, l'effet positif de la vitamine B12 sur les aptitudes mentales n'est pas strictement prouvé. Trop peu d'études sérieuses ont été réalisées. Des chercheurs australiens ont demandé à 900 personnes (âgées de 60 à 74 ans) d'absorber de la vitamine B12 et de l'acide folique quotidiennement pendant deux ans. Par rapport au groupe placébo, le groupe qui avait pris les deux substances a progressé lors des tests de mémoire. L'acide folique peut aussi apporter une amélioration à lui seul. Une enquête néerlandaise lors de laquelle 818 personnes ont ingéré de l'acide folique (800 microgrammes) ou un placébo pendant trois ans a démontré que cette substance développait la mémoire et la rapidité de pensée. Mais il y a aussi des études, notamment françaises, qui n'ont constaté aucun changement dû à la vitamine B12 : lors de l'une de ces enquêtes, 400 personnes âgées de 45 à 80 ans ont pris une combinaison de vitamine B12 et d'omégas 3, 400 autres une pilule placébo. Toutes souffraient de problèmes cardiaques et vasculaires, qu'elles aient été victimes d'un infarctus ou d'une hémorragie cérébrale. Après quatre ans de prise quotidienne, on n'a relevé aucune différence entre les deux groupes lors des tests neuropsychologiques ; seules les victimes d'une hémorragie cérébrale avaient progressé, et encore à un seul test. Peut-être la vitamine B12 devait-elle son efficacité lors de l'étude australienne à sa combinaison avec l'acide folique. Celui-ci favorise en effet l'assimilation de la vitamine en question. Des chercheurs de l'université de Wageningen ont montré que si l'on ajoutait de l'acide folique et de la vitamine B12 au pain, la carence en cette vitamine des personnes âgées pouvait disparaître complètement. Il est possible qu'absorber de la vitamine B12 ne soit efficace pour améliorer les aptitudes mentales que pour ceux qui souffrent d'une carence, et que cela n'ait aucun effet sur les autres.

Du reste, un quart de la population âgée en présente un faible taux sans qu'il soit réellement question de carence. Un apport de vitamines pourrait donc également leur être recommandé. Le médecin ou le pharmacien peuvent décider si c'est utile ou non, et en quelles quantités.

Les omégas 3, dont on a déjà parlé, sont présents en grande quantité dans les poissons gras (maquereau, hareng et saumon) et sont bons pour le cœur et les vaisseaux. Ils ont aussi une influence positive sur la paroi cellulaire des neurones, avec, à la clé, un meilleur transport des substances dont ceux-ci ont besoin pour fonctionner correctement. Une étude réunissant 107 seniors (d'une moyenne d'âge de 78 ans) a montré que les personnes qui mangeaient régulièrement du poisson gras réussissaient mieux les tests de mémoire et de concentration et avaient davantage de matière grise dans le cerveau. Ces meilleures performances étaient liées au taux d'omégas 3 mesuré dans le sang des participants. Une autre étude, lors de laquelle des personnes âgées ont été suivies pendant treize ans, a observé leur consommation de poisson. Ceux qui en mangeaient le plus étaient moins touchés par le déclin mental. Il semble donc bien y avoir un rapport entre l'huile de poisson et le fonctionnement du cerveau. Mais ce que l'on aimerait surtout savoir, c'est si la consommation régulière de poisson gras ou quotidienne de capsules d'huile de poisson améliore les fonctions mentales et peut prévenir l'apparition de la maladie d'Alzheimer. Elle semble en tout cas développer la mémoire des rats et des singes, ce qui nous permet d'envisager une influence positive sur le cerveau. Toutefois, les enquêtes menées sur les humains ne sont guère concluantes. Une série d'études a effectivement permis d'observer une amélioration de la mémoire. Une enquête effectuée en Chine sur près de 1 500 participants de plus de 55 ans a mis en évidence un lien entre la prise de capsules d'huile de poisson et un ralentissement du déclin mental après un an et demi. Mais d'autres études tout aussi sérieuses n'ont constaté aucun changement après vingt-sept semaines de consommation. Bien qu'il n'y ait aucune garantie que notre mémoire et notre concentration s'en porteront mieux, il semble de toute façon bon pour le cerveau de consommer régulièrement du poisson gras (la fréquence recommandée est de deux fois par semaine). Des indices suggèrent que ce serait également profitable au cœur et aux vaisseaux.

Le ginkgo (*Ginkgo biloba*) fait également partie des compléments alimentaires naturels réputés bons pour le cerveau vieillissant. Le gingko est un arbre particulier, originaire de Chine. Il peut vivre très vieux, jusqu'à plusieurs millénaires, et possède des feuilles caractéristiques en forme d'éventail. L'extrait de ginkgo actif est issu de celles-ci[5]. Il a une action spécifique : il aide à l'élimination des radicaux libres, substances résiduelles qui nuisent aux tissus cérébraux. Autrement dit, le ginkgo est un antioxydant. Il peut également tonifier la structure des parois veineuses, notamment celles du cerveau. Il stimule en outre la pénétration du glucose dans les régions où le cerveau a subi des dommages, ce qui accélère son rétablissement. Même si ces données sont essentiellement fondées sur la recherche animale, il est vraisemblable que le ginkgo ait également un effet positif sur les humains. Certaines recherches ont permis de constater de légères améliorations de la mémoire chez les malades d'Alzheimer, mais d'autres – en nombre tout aussi élevé – n'ont livré aucun résultat dans ce domaine. La quantité de personnes prenant part aux enquêtes n'était pas suffisante pour tirer des conclusions. Trop peu de recherches ont jusqu'ici été effectuées sur des seniors en bonne santé. Une étude australienne montre néanmoins que le ginkgo peut renforcer les ondes cérébrales émises pendant l'utilisation de la mémoire de travail. Ses auteurs pensent qu'il accroît l'efficacité de cette dernière.

Il existe en outre des aliments, comme le café et le ginseng, qui peuvent améliorer le pouvoir de concentration pour une courte durée. Tout comme le ginkgo, le ginseng (*Panax ginseng*) vient de Chine. Ses substances actives ne se trouvent cependant pas dans ses feuilles, mais dans ses racines. Le ginseng est l'une des plantes médicinales les plus utilisées au monde. Pourtant, peu d'études approfondies ont été effectuées concernant ses effets sur les humains. Cela s'explique probablement par le fait que l'exploitation du ginseng n'est pas très lucrative (c'est un produit naturel, libre de brevet). L'industrie pharmaceutique préfère privilégier la recherche sur les nouveaux médicaments car elle a des chances de récupérer son investissement. Les composés actifs du ginseng sont les ginsenosides et les panaxanes. Ainsi que l'ont montré des recherches menées sur des animaux, ils peuvent influencer positivement la quantité d'acétylcholine dans le cerveau et favoriser le métabolisme au niveau de l'hippocampe.

Les entraînements cognitifs

Dans un spot publicitaire pour le « Dr Kawashima's Brain Training », un jeu de réflexion très populaire sorti sur une console Nintendo®, on voit un quinquagénaire apparemment en pleine forme sourire d'un air satisfait lorsque l'écran lui annonce qu'il a le cerveau d'une personne de 46 ans. Il vient juste de résoudre une série de petits tests. La console a conservé ses résultats et les a comparés à ceux des autres joueurs. Dans un autre spot, une femme du même âge environ affiche une mine déçue en apprenant que son âge mental est de 63 ans. Mais tout n'est pas perdu : elle peut améliorer ses aptitudes mentales grâce au Brain Training ! Des personnes âgées qui passent leur soirée devant l'écran de leur console, on n'y croit pas trop. C'est pourtant ce que fait la centenaire britannique Kathleen Connell chaque jour, a-t-elle raconté au *Telegraph*. « C'est formidable. Je ne sais pas ce que je deviendrais sans ma console. » Pour garder l'esprit clair, elle joue également au Scrabble®. Le Brain Training se compose de différents tests permettant d'exercer mémoire, concentration et rapidité de pensée. Certains se présentent comme de petits calculs, des énigmes ou des cours de langue simplifiés, d'autres ressemblent plus à des jeux informatiques standards. L'un d'eux consiste à compter le nombre de personnages visibles sur l'écran. Une maison est ensuite placée au-dessus de ces personnages. Certains la quittent, d'autres y entrent : à vous de retenir combien sont encore présents à l'intérieur. Bien que ce jeu ait été développé en collaboration avec un scientifique (le docteur Kawashima, ainsi que vous l'aurez deviné), nous ne disposons jusqu'ici que de rares preuves scientifiques permettant d'affirmer que cet entraînement peut développer les aptitudes mentales des personnes âgées ou combattre leur déclin. Surprenant pour un jeu qui a été conçu dans ce but et qui s'est écoulé à des milliers d'exemplaires de par le monde. La firme qui l'a produit a néanmoins eu l'intelligence de ne jamais prétendre que le jeu pouvait lutter contre la détérioration des fonctions mentales chez les seniors. Cela ne peut bien entendu pas faire de mal de s'exercer chaque jour à ce genre de jeu informatique, mais je ne suis pas partisan du calcul de l'« âge mental » – en tout cas pas à l'aide de petits tests effectués sur un mini-ordinateur. Il est également irresponsable d'attribuer à une personne de 50 ans un âge mental de 63 sans lui donner d'explication étayée.

Existe-t-il des entraînements cognitifs fondés sur des recherches plus sérieuses ? Un entraînement cognitif n'est autre que l'exercice de capacités mentales comme la mémoire, la concentration et la pensée. Les gens qui ont travaillé toute leur vie avec leur cerveau parce que leur profession comprenait une bonne part de lecture et de réflexion sont moins exposés à la maladie d'Alzheimer. Cette donnée indique à elle seule l'effet positif de l'exercice mental à long terme. L'effet d'entraînements de courte durée sur des gens d'un certain âge a été analysé au cours de ces dernières années. Ces études ont principalement porté sur des exercices de mémoire. Malheureusement, chaque chercheur ayant inventé sa propre variante, les exercices diffèrent fortement d'une recherche à l'autre et il n'est pas facile d'en tirer des conclusions. Des tendances générales peuvent toutefois être décelées dans les résultats. Des chercheurs de l'université de Californie du Sud ont analysé l'ensemble des données publiées sur les entraînements cognitifs chez les personnes âgées. Il en ressort que les aptitudes mentales peuvent s'améliorer de 10 % grâce à l'entraînement. Autant dire rien, puisque le déclin atteint environ 10 % entre 65 et 75 ans. Il n'est même pas certain que ce déclin puisse être entièrement compensé par l'entraînement car il s'agit d'un déclin très général alors que l'entraînement est souvent très spécifique. Si vous faites beaucoup de sudokus, vous deviendrez très bon dans la résolution de sudokus, mais pas forcément plus performant dans d'autres domaines. Nous possédons néanmoins des indices selon lesquels l'entraînement sur la base d'exercices variés peut améliorer les facultés mentales en général. C'est également possible avec un jeu informatique complexe, ainsi que l'ont montré Arthur Kramer et Chandramallika Basak, respectivement professeur de psychologie et chercheuse à l'université de l'Illinois. Ils ont demandé à vingt personnes âgées de jouer à Rise of Nations, puis ont comparé leurs résultats à des tests neuropsychologiques avec ceux de personnes âgées qui n'avaient pas joué. Dans Rise of Nations, les joueurs doivent gérer leur propre pays : construire des villes, procurer travail et nourriture aux habitants, entretenir une armée et élargir leur territoire. Le jeu sollicite fortement les fonctions exécutives : mémoire de travail, planification et calcul, esprit de synthèse et stratégie. Au terme de la recherche, les personnes âgées qui avaient joué (elles y avaient en moyenne passé 23 heures et demie) ont obtenu de meilleurs résultats aux tests neuropsychologiques.

Même si les recherches à ce sujet restent rares, des changements sont effectivement observés dans le cerveau après un entraînement cognitif. Lors d'une étude effectuée à Berlin, on a constaté un renforcement des liaisons nerveuses entre les hémisphères du cerveau après six mois d'entraînement de la mémoire et de la rapidité mentale chez des personnes âgées de 69 ans en moyenne. Des chercheurs de l'université de Wake Forest en Caroline du Nord ont rapporté une irrigation plus importante du cortex préfrontal après huit semaines d'entraînement cognitif au sein d'un groupe de septuagénaires. Ceux-ci ont été comparés avec un groupe de personnes du même âge qui avaient, pendant le même temps, assisté à des conférences d'information sur la santé et le vieillissement. L'amélioration de l'irrigation dans le cortex préfrontal après l'entraînement cognitif allait de pair avec une plus grande facilité à se concentrer et à ignorer les stimuli de distraction.

Les entraînements cognitifs sont également précieux dans la mesure où ils permettent aux personnes de se sentir mieux dans leur peau. Une enquête espagnole a montré que non seulement les personnes âgées ayant suivi ce type d'entraînement obtenaient de meilleurs résultats lors des tests neuropsychologiques, mais qu'elles signalaient aussi une amélioration de leur qualité de vie. Cela s'explique peut-être par le plaisir ressenti lorsque l'on comprend ou retient mieux les choses, mais aussi par le sentiment de mieux maîtriser ses capacités mentales parce qu'on les a exercées. La qualité de vie est un concept utilisé en science pour décrire le degré de bien-être général et de satisfaction.

Quant à la mémoire, elle s'améliore généralement grâce aux entraînements, notamment en ce qui concerne les mots et les récits, qui sont le plus souvent ciblés. Lors d'un bon entraînement, on ne se contente pas de travailler la mémorisation, on enseigne également des stratégies utiles. Il y a par exemple la méthode, déjà citée, des Loci (basée sur la mémorisation de noms et d'objets associés à des endroits familiers). Une autre stratégie efficace consiste à se concentrer sur la mobilisation de l'information plutôt que sur son stockage. Par exemple, vous voulez mémoriser un morceau de texte pour l'insérer dans un discours. Vous pouvez lire le texte vingt fois d'affilée jusqu'à le savoir par cœur, comme le font certains lycéens. Mais il est plus efficace de le parcourir trois fois, puis d'essayer de rassembler les informations retenues sans plus consulter le texte. De temps à autre, vous devrez tricher, mais vous reposerez bien vite la feuille en essayant de mémoriser au mieux le texte. Cette méthode d'apprentissage plus active permet d'appréhender plus rapidement la structure du texte, ce qui facilite sa mémorisation. Une recherche menée par l'université Johns-Hopkins de Baltimore (Maryland) sur 1 401 personnes âgées ayant bénéficié d'un entraînement de la mémoire a montré d'une part que les participants apprenaient à mieux utiliser les stratégies de mémorisation et amélioraient ainsi leur mémoire, de l'autre que cet acquis était encore visible cinq ans plus tard. L'entraînement de la mémoire a également un effet positif sur le fonctionnement quotidien : autonomie dans la vie, orientation dans l'espace, mémorisation des choses importantes.

Il y a d'autres façons d'améliorer l'apprentissage. Les associations de pensée, par exemple, peuvent être très utiles. Supposez que vous devez emmener votre petit-fils au terrain de football de la rue Beethoven, tout près de chez lui. Pour vous en souvenir, vous imaginerez peut-être le compositeur derrière son piano : tout en interprétant une sonate joyeuse, il se balance avec un ballon de foot sur la tête sous le regard médusé de votre petit-fils. Le fait d'étudier dans un état d'esprit positif aide également, ainsi que l'a montré le professeur amstellodamois Richard Ridderinkhof. Quand on se sent bien, on apprend plus facilement. Quand vous devez mémoriser quelque chose, veillez d'abord à vous sentir bien. Plus simple à dire qu'à faire, me direz-vous. D'accord, mais il y a tout de même moyen d'influencer les choses. Juste avant d'étudier, pensez à des événements positifs ou à des situations comiques. Écouter une musique que l'on aime contribue aussi à mettre de bonne humeur. Enfin, les petites récompenses sont également importantes. Vous pouvez vous promettre une chose qui vous fait envie à condition de bien travailler, par exemple sur un cours. Veillez tout de même à ne pas choisir une récompense malsaine (un gâteau à chaque fois...), ce serait faire plus de mal que de bien.

Combien de temps les effets d'un entraînement mental subsistent-ils ? Diverses recherches ont montré que l'amélioration de la mémoire pouvait durer deux ans au moins. Pour cela, l'entraînement doit être assez intensif : minimum trois mois, trois demi-heures par semaine. Il est conseillé de vous soumettre en outre à quelques exercices quotidiens en mettant votre mémoire au défi : essayez par exemple de vous souvenir du nom des personnes que vous croisez, d'une liste de courses, de ce que vous avez mangé il y a quelques jours. On ignore si ces entraînements peuvent compenser (en partie) le déclin général de la mémoire :

d'autres recherches seront nécessaires pour le savoir. Il est peu probable que ce déclin puisse être contré à long terme rien qu'avec des entraînements. Mais le fait que la mémoire reste en meilleure forme quand on l'exerce est déjà une excellente chose en soi. On ne sait pas non plus si seuls les types de mémoire entraînés s'améliorent ou si l'amélioration est générale. Imaginons que vous ayez mémorisé de nombreuses listes de mots et fait des progrès dans ce domaine. Votre mémoire sera-t-elle plus performante uniquement quand vous devrez mémoriser une liste ou également quand il s'agira de retenir l'emplacement des boissons au supermarché ? Dans ce cas, c'est la mémoire spatiale qui sera sollicitée, et elle n'aura pas été entraînée. Jusqu'ici, les entraînements semblent surtout efficaces pour la tâche concernée.

Des études montrent pourtant clairement que les personnes âgées obtiennent de meilleurs résultats lors de tests n'ayant pas fait l'objet d'entraînements après avoir exercé des capacités similaires. Il semblerait que cela vaille surtout pour les aptitudes multiples et complexes, comme l'apprentissage d'une nouvelle langue ou l'initiation à un instrument de musique. Que ce soit chez les enfants ou chez les adultes, la pratique de la musique est bonne pour les aptitudes mentales. Une enquête effectuée sur 70 personnes âgées de 30 à 83 ans possédant des expériences diverses dans le domaine musical montre que ceux qui jouent régulièrement d'un instrument s'en sortent mieux lors de différents tests neuropsychologiques. Plus longtemps la personne a pratiqué l'instrument (beaucoup avaient commencé vers leurs 10 ans), meilleurs sont ses résultats. La chercheuse Brenda Hanna-Pladdy, de l'université d'Emory, a une hypothèse à ce sujet : « Il faut des années pour maîtriser parfaitement un instrument. Peut-être des liaisons à même de compenser le vieillissement cérébral se forment-elles dans le cerveau pendant cette période. » Des neuropsychologues de l'université Washington de Saint Louis (Missouri) ont suggéré un autre type d'entraînement, à savoir un cours d'ornithologie. Non seulement il sollicite la mémoire à travers l'apprentissage des noms d'oiseaux et de l'apparence liée à chaque nom, mais il s'agit aussi d'une activité sociale, qui se déroule en groupe. L'exercice physique qu'il implique lors des sorties sur le terrain est également bienvenu. La recherche doit encore montrer si de tels cours mènent à une amélioration durable des fonctions mentales (ou du moins à un ralentissement du déclin).

Pour conclure, un fait divers qui donne à penser... En février 2012, une femme belge de 102 ans a reçu une invitation à s'inscrire en première année à l'école maternelle locale suite à une erreur administrative. Peut-être d'autres lettres de ce genre seront-elles envoyées à l'avenir, non pas par l'école maternelle, mais par celle qui sera réservée aux 70 ou 80 ans. Ces écoles existent d'ailleurs déjà dans une certaine mesure. À Groningue, aux Pays-Bas, l'Académie des seniors a fêté en 2011 ses vingt-cinq ans d'existence. Ces académies, qui existent aussi dans d'autres villes hollandaises et possèdent leur équivalent en France et en Belgique, notamment, proposent des cours aux seniors qui souhaitent continuer à se cultiver. Sur la base des recherches scientifiques passées en revue ici, nous pouvons partir du principe que ces cours sont un bon moyen de garder l'esprit alerte.

L'exercice physique

Nous avons gardé le meilleur pour la fin, puisqu'il est établi que l'exercice physique est le meilleur moyen pour agir sur nos capacités mentales. L'expression *Mens sana in corpore sano* – un esprit sain dans un corps sain – ne date pas d'hier. Cela signifie-t-il que l'amélioration de la condition physique grâce au sport aide également à contrer le déclin mental ? Si oui, selon quel processus ?

Beaucoup de personnes âgées font trop peu d'exercice. Par exemple, aux Pays-Bas, les personnes de 55 ans et plus bougent moins que la moyenne des Néerlandais et l'écart se creuse avec l'âge. C'est pour y remédier qu'au printemps 2012, des associations pour seniors ont lancé en partenariat une campagne intitulée : « Bouger plus, à tout âge ». Dans ce domaine, la norme néerlandaise est la suivante : une demi-heure d'exercice d'intensité moyenne, cinq jours par semaine, et si possible chaque jour. « Intensité moyenne » signifie que la respiration et le pouls s'accélèrent, que l'on a chaud et que l'on transpire. Selon ce critère, environ 40 % des 55-64 ans, près de 44 % ans des 65-74 ans et 54 % des 75 ans et plus bougent trop peu. Il ne fait aucun doute que l'exercice physique est bon pour la santé. Mais a-t-on des preuves d'un effet positif sur le cerveau ?

En 2004, Maaike Angevaren, physiothérapeute et chercheuse au Centre d'innovation pour les soins de santé de la haute école d'Utrecht, m'a contacté. Elle avait un projet ambitieux : rédiger un article de synthèse sur les effets du sport sur les aptitudes mentales chez les seniors qu'elle proposerait à la *Cochrane Library*, banque de données de la prestigieuse Cochrane Collaboration, une ONG réunissant des chercheurs en médecine qui publient gratuitement des synthèses sur divers traitements. Ces contributions doivent intégrer les données disponibles résultant d'études sérieuses réalisées sur le sujet, afin de parvenir à une évaluation finale du traitement. Jugeant l'idée excellente, j'ai accepté avec plaisir de me joindre à son équipe, qui comprenait également un physiologiste sportif et un gérontologue. Angevaren s'intéressait notamment à la gymnastique aérobic, réputée excellente pour la fonction cardiaque et pulmonaire. Une bonne irrigation sanguine et une bonne oxygénation sont déterminantes pour un cerveau efficace. De plus, un cœur en bonne santé réduit les risques d'accident cardiaque ou d'hémorragie cérébrale. Angevaren a dépouillé la littérature et elle a trouvé onze rapports d'enquêtes de qualité consacrés aux effets d'un entraînement physique intensif sur les aptitudes mentales. Dans un exemple représentatif, un groupe a suivi une séance de fitness intensive trihebdomadaire pendant douze semaines, une bonne demi-heure à chaque fois. Il a ensuite été comparé avec un groupe de contrôle composé de personnes âgées qui n'avaient fait que du stretching. La plupart des études considérées ont constaté chez les personnes ayant suivi l'entraînement fitness une amélioration à la fois de la fonction cardiaque et pulmonaire et des aptitudes mentales. Dans le domaine mental, ce progrès ne se manifestait cependant pas dans tous les tests prévus par l'enquête. Les facultés qui s'étaient le plus développées étaient la rapidité de pensée et la concentration. Angevaren compare le cerveau à un ordinateur : « Plus l'appareil est vieux, plus il met de temps pour démarrer[6]. » L'entraînement physique peut accélérer le traitement des informations dans le cerveau. Cependant, le parallélisme entre améliorations de la fonction cardiaque et pulmonaire d'une part, des aptitudes mentales de l'autre, ne suffit pas pour affirmer l'existence d'un lien de cause à effet. D'autres éléments peuvent entrer en jeu, comme la libération dans le sang de facteurs de croissance (substances organiques), qui ont un effet bénéfique sur le cerveau. Nous en reparlerons.

Toute cette sueur versée à la salle de sport ou au parc a-t-elle réellement un effet sur notre tissu cérébral ? Sans aucun doute, car l'exercice fait grandir le cerveau. Et ce n'est pas un mal, sachant qu'entre notre trentième et notre quatre-vingt-dixième anniversaire, notre tissu cérébral se réduit en moyenne de 15 %. Lors d'une étude, on a mesuré à l'aide d'IRM la matière grise d'une soixantaine de sujets de 60 à 79 ans soumis les uns à un entraînement physique intensif, les autres à des exercices de stretching. Une amélioration de la matière blanche et grise a été constatée après six mois dans la partie antérieure du cerveau, cela uniquement dans le premier groupe. Dans une autre étude, menée par des chercheurs de l'université de Pittsburgh (Pennsylvanie), 120 personnes d'environ 67 ans ont à nouveau été réparties en deux groupes : exercice intensif et stretching. Cette fois, leurs IRM ont été comparées au bout d'un an, avec une attention particulière pour l'hippocampe, structure si importante pour le stockage de l'information dans notre mémoire. Après un an, l'hippocampe du groupe « intensif » avait grossi de 2 %, tandis que celui du groupe « stretching » s'était atrophié de 1,5 %, ce qui correspond à la réduction normale observée chez les personnes de cet âge. Les chercheurs ont examiné deux autres zones du cerveau, moins importantes dans le cadre du vieillissement, et n'y ont observé aucun changement. Toutes les zones du cerveau ne bénéficient donc pas de l'exercice intensif, mais c'est bien le cas de celles qui sont affectées par le vieillissement. Ces résultats sont d'autant plus convaincants que les performances de mémoire des participants s'étaient également améliorées ; plus la matière grise de l'hippocampe avait augmenté en volume, plus cette amélioration était nette. Nous comprenons déjà mieux pourquoi le sport est bénéfique à nos aptitudes mentales : il renforce nos cellules grises. Mieux encore, des enquêtes effectuées sur de grands groupes ont révélé que la pratique régulière du sport réduisait considérablement les risques de maladie d'Alzheimer. Certaines études montrent que ce risque peut même diminuer de moitié. Le mieux est d'avoir toute sa vie durant exercé une activité physique, mais ceux qui ne s'y mettent qu'à 60 ans en tirent également profit. Non seulement le fait de bouger est bon pour le cerveau, mais il diminue aussi le risque d'affections chroniques. Une dose d'exercice suffisante a des effets positifs avérés sur la tension, le surpoids, l'excès de cholestérol et l'hyperglycémie, qui est à l'origine du diabète des personnes âgées.

Comment s'opère donc cette influence de l'exercice physique sur les cellules grises de notre cerveau ? D'une part, elle s'explique par une meilleure oxygénation de ce dernier. D'autre part, l'exercice physique active aussi les facteurs de croissance ; plus exactement, il stimule la libération de facteurs de croissance dans les vaisseaux et le cerveau. L'un d'eux est l'IGF, que nous avons déjà rencontré. Il favorise la restauration des tissus cérébraux endommagés, la croissance des neurones et l'établissement de nouvelles liaisons entre ceux-ci. Une autre substance à laquelle les scientifiques s'intéressent de près est le facteur neurotrophique dérivé du cerveau, aussi appelé BDNF (pour *Brain-Derived Neurotrophic Factor*) : il s'agit d'une substance sécrétée par notre cerveau, qui favorise la croissance des neurones. Contrairement à ce que son nom suggère, le BDNF n'agit pas uniquement dans le cerveau, mais aussi à d'autres endroits de l'organisme, où il favorise également la réparation et la croissance du tissu nerveux. Dans l'enquête de Pittsburgh citée plus haut, qui a montré que le volume de l'hippocampe augmentait après un an d'exercice intensif, la concentration en BDNF a également été mesurée dans le sang des participants. Qu'a-t-on constaté ? La multiplication des cellules grises dans l'hippocampe était accompagnée d'une augmentation de cette concentration. Cette découverte confirme les résultats de recherches menées sur des animaux, qui démontrent que l'exercice physique intensif renforce l'effet bénéfique des facteurs de croissance sur le cerveau. Bref, la meilleure façon de garder un cerveau en forme le plus longtemps possible consiste à marcher, à nager, à faire du vélo ou du fitness au moins trois demi-heures par semaine à un rythme soutenu. Cela permet, grâce au fonctionnement admirable de notre corps, de bénéficier des meilleurs médicaments qui soient sans mettre les pieds dans une pharmacie.

Certaines formes d'exercice n'exigeant pas autant d'efforts que le sport sont également efficaces. C'est une information importante pour les personnes âgées moins robustes. On peut notamment citer le taï-chi, une discipline chinoise ancestrale, reposant sur une suite de mouvements lents et fluides basés sur les schémas de défense utilisés pour répondre à des attaques imaginaires. Ces schémas font appel à la contraction et au relâchement des muscles ainsi qu'au contrôle conscient de la respiration. Bien qu'il n'existe pas de preuves scientifiques de l'existence des méridiens (canaux d'énergie vitale), principe qui sous-tend cette discipline, certains résultats d'enquêtes sérieuses ont démontré l'influence positive de cette pratique sur la santé. D'autres recherches sont nécessaires pour que le taï-chi puisse faire la preuve de son éventuel effet bénéfique sur le cerveau.

Il en va de même de l'hypothèse du neuropsychologue amstellodamois Erik Scherder, qui affirme que mâcher est bon pour le cerveau. Certains indices laissent en effet penser que la mastication augmente l'afflux d'oxygène vers celui-ci et peut de ce fait mener à une amélioration des facultés mentales. Beaucoup de personnes âgées ont des difficultés à mâcher et mangent de la nourriture molle, ce qui aggrave les choses. Scherder prône l'introduction de mesures permettant aux seniors d'entretenir leur dentition et de consommer des aliments sollicitant les dents et la mâchoire. Si cela ne tenait qu'à lui, les maisons de retraite distribueraient massivement des chewing-gums.

L'essentiel des connaissances

• L'exercice physique aide à rester alerte. Les entraînements centrés sur la mémoire et la concentration sont également bénéfiques. Cela paraît évident, mais plus de la moitié des gens de plus de 65 ans font trop peu d'exercice et stimulent insuffisamment leur cerveau.

• Il n'existe pas de médicaments qui améliorent notre mémoire et nos facultés de pensée de façon certaine et fiable. De nouvelles substances sont toutefois en cours d'expérimentation.

• Un placébo donne des résultats étonnants dans le domaine de la mémoire.

• Beaucoup de préparations se prétendent bonnes pour le cerveau, mais les preuves scientifiques d'une amélioration des performances ou d'un ralentissement du déclin n'existent que pour la vitamine B12 et les omégas 3.

• Les personnes qui ont travaillé toute leur vie en sollicitant leur cerveau sont moins exposées à la maladie d'Alzheimer.

• Ceux qui pratiquent régulièrement un sport sont moins exposés encore. Le mieux est de commencer jeune, mais les gens qui ne s'y mettent qu'à 60 ans en tirent également avantage.

• Les personnes âgées moins robustes qui souhaitent tout de même pratiquer une activité physique peuvent opter pour le taï-chi.

La raison vient avec les années

Pourquoi les personnes âgées sont plus sages

Quand on me demande de citer une personne que je considère comme sage, je pense à Kofi Annan. Il a l'air sage et sympathique, et l'est probablement. Même si je n'ai jamais rencontré personnellement l'ancien secrétaire général des Nations unies et prix Nobel de la paix, je peux me fonder sur les informations données par les médias : il y est présenté comme une personne pleine de tact et de bon sens. En 2007, le Kenya est à feu et à sang après des élections qui, selon les observateurs, sont entachées d'irrégularités. Selon les comptages officiels, le présent sortant, Mwai Kibaki, a remporté 47 % des voix, tandis que son rival et le chef de l'opposition, Raila Odinga, en a obtenu 44 %. Ces résultats sont toutefois mis en doute de toutes parts. Les partisans des deux leaders, qui représentent des ethnies différentes, s'affrontent dans la rue, échauffés par les politiciens des deux bords. Les combats font des centaines de victimes. Pendant longtemps, le Kenya a été considéré comme l'un des pays africains les plus stables et les plus prospères, un paradis pour les amateurs de safari. Mais il est alors le théâtre de lynchages et ses habitants, pris de panique, fuient pour échapper à leurs propres compatriotes. En toute hâte, le président de l'Union africaine d'alors, également président du Ghana, est mandaté pour rapprocher les deux parties et trouver une solution. Hélas, il ne parvient même pas à amener Kibaki et Odinga à la table des négociations. Annan, qui a près de 70 ans à l'époque, accepte de prendre la relève. Il réussit à réconcilier les deux parties, de sorte qu'un gouvernement d'union nationale peut être mis en place avec Kibaki comme président et Odinga comme Premier ministre. À n'en pas douter, il faut une grande sagesse pour rapprocher des personnes dans des circonstances aussi extrêmes.

Mais même les gens sages ne peuvent pas faire de miracles. Annan n'a jamais réussi à convaincre le dictateur Saddam Hussein de collaborer avec le Conseil de sécurité de l'ONU. En février 1998, il s'est pourtant entretenu pendant trois heures avec le président irakien, déployant toute sa force de persuasion. Plus tard, il raconterait à ce sujet : « Finalement, l'unique moyen dont je dispose, c'est la parole, la force de conviction. » Pour amadouer les chefs de gouvernement, il essaie de regarder les choses à travers les yeux des différentes parties, afin de trouver des points communs auxquels se raccrocher. C'est un élément important de la sagesse : partir des connaissances du passé et prendre en compte les différents points de vue pour formuler des idées efficaces à long terme.

Dans toutes les cultures, la sagesse est liée à l'expérience et à la transmission de la connaissance du passé. À l'occasion d'une enquête menée chez les Indiens d'une réserve du sud de l'Arizona, le psychologue américain Louis Cozolino a parlé avec un chef de tribu qui se nommait lui-même Mister John. Un homme aux yeux clairs profondément enfoncés dans un visage buriné, à qui il donnait environ 80 ans. Cozolino lui a demandé ce qu'il pensait de la sagesse. Le vieil Indien a répondu que la sagesse, c'étaient les connaissances provenant des ancêtres, transmises par les plus vieux. « Les hommes ont besoin d'un lien pour vivre ensemble et, dans notre cas, c'est la tribu à laquelle nous appartenons, a expliqué Mister John. Les récits des anciens nous mettent en contact avec ceux qui nous ont précédés. Les jeunes ont besoin d'être guidés pour pouvoir faire des choix qui leur seront bénéfiques à long terme, à eux et aux autres. Grâce à ces choix, ils seront entourés d'amour et d'amitié. Les gens qui vous entourent sont la richesse de votre vie. »

Les paroles de Mister John vont diamétralement à l'encontre du slogan que l'on voyait sur les affiches collées au mur des facultés de biologie de certaines universités américaines dans les années 1980 : « Les connaissances de la génération précédente ne sont plus valables aujourd'hui. » Beaucoup de conceptions scientifiques évoluent en effet au fil des années. De nouvelles connaissances viennent s'y ajouter. Mais sagesse et connaissance sont-elles toujours identiques ? Beaucoup de jeunes ont pu bénéficier d'une formation plus longue que leurs aînés et n'ont aucun problème pour utiliser les médias modernes : en un rien de temps, ils font une recherche sur internet. Mais lorsque la sagesse est synonyme d'intelligence face aux problèmes complexes de la vie ou de gestion de situations difficiles, le poids des années pourrait être bien utile.

Qu'est-ce que la sagesse ?

De tout temps et dans toutes les cultures, des gens ont été admirés par leurs pairs pour leur sagesse. Il s'agissait souvent de vieillards reconnus dans leur communauté pour leur compréhension des choses de la vie, fondée sur leur connaissance et leur expérience de la religion et de la philosophie.

Mais comment un homme qui vieillit, dont les cellules grises s'atrophient, dont la mémoire et la faculté de concentration diminuent, peut-il donc être sage ? Pour répondre à cette question, nous devons d'abord savoir ce qu'est précisément la sagesse, avant de nous demander dans un second temps si elle s'accroît effectivement avec l'âge et comment cette évolution s'accorde avec les changements se produisant dans le cerveau.

La recherche scientifique a besoin de définitions. Mais comme il n'est pas simple de définir la sagesse, les chercheurs en utilisent plusieurs. La suivante constitue un bon point de départ : la sagesse est l'intelligence grâce à laquelle, dans une situation complexe, on adopte le comportement qui contente le plus de personnes possible et tient compte du bien-être du plus grand nombre[1]. Nous ne pouvons pourtant pas nous en contenter. Pour savoir ce que les gens entendaient en général par la notion de sagesse, des scientifiques autrichiens ont interrogé 2 000 lecteurs de la revue *Geo*. Les éléments de réponse revenant le plus fréquemment ont été : la faculté de cerner les situations complexes, y compris les relations entre personnes, la connaissance et l'expérience de vie, les facultés d'introspection et d'autocritique, la capacité d'accepter le point de vue et les valeurs d'autrui, l'empathie et l'amour pour l'humanité, l'orientation vers ce qui est bon. Loin d'être exclusifs aux lecteurs de *Geo*, ces éléments ont été cités partout dans le monde. Les psychiatres américains Thomas Meeks et Dilip Jeste y ajoutent la stabilité émotionnelle et la capacité de décision dans les situations incertaines. Pour terminer, on pourrait encore mentionner le sens de l'humour. Bien que celui-ci ne passe pas pour un ingrédient indispensable de la sagesse, l'autodérision, elle, va de pair avec la sagesse et favorise l'humour. On connaît de

Jeanne Calment, cette Française qui a vécu jusqu'à 122 ans, plusieurs répliques amusantes. Au journaliste qui lui disait d'un ton hésitant qu'il espérait pouvoir encore la féliciter l'année suivante, à la fin d'une interview donnée à l'occasion son cent dixième anniversaire, la jubilaire a par exemple répondu qu'on pouvait en effet l'espérer : son interlocuteur semblait en bonne santé !

Si la sagesse est reconnue comme une importante qualité, elle n'a longtemps été que très faiblement prise en compte dans la recherche scientifique sur le vieillissement. Cela tient peut-être au fait que la culture occidentale met davantage l'accent sur les capacités intellectuelles. Les aptitudes mentales, la concentration et la pensée logique ont bien entendu été étudiées en profondeur. Mais la connaissance, la capacité ou l'expertise ne sont pas similaires à la sagesse. Celle-ci est liée à une compréhension plus large de la vie et à la capacité de faire des choix dans les situations incertaines. C'est aussi une question d'équilibre entre force et faiblesse, dépendance et indépendance, finitude et éternité. Ceux que nous considérons comme des « sages » sont des gens de bon conseil, au jugement équilibré.

La recherche sur la sagesse ne doit cependant pas être fondée sur les seuls individus. On trouve aussi des traces, dans les écrits, de ce qui est considéré comme sage dans les différentes cultures. Il s'agit dans bien des cas de textes religieux. La Bible est l'exemple le plus connu du monde occidental.

Dans le *Livre des proverbes*, la sagesse est présentée comme plus importante que l'argent ou l'or. « N'est-ce pas la Sagesse qui appelle ? [...] Acceptez ma discipline et non l'argent, la connaissance plutôt que l'or de choix. Car la sagesse est meilleure que le corail et rien n'est plus désirable[2]. » La Bible associe également la sagesse à l'âge : « [...] la sagesse serait chez les hommes mûrs ; l'intelligence siérait au grand âge[3]. » La véritable sagesse est acquise à travers une relation personnelle avec Dieu, source de la sagesse. Saint Augustin distinguait deux sortes de sagesses : la *sapientia*, connaissance et intelligence de l'intemporel et de l'éternel, et la *scientia*, connaissance du monde naturel et matériel. Nous nommons la seconde « science », tandis que la *sapientia* concerne notre conception de la vie et la façon dont nous devons mener notre existence.

Dans les siècles antérieurs à Augustin et aux pères de l'Église, les philosophes grecs et romains, qui ont contribué à façonner la pensée occidentale, attachaient une grande importance à la sagesse. Sophocle écrit même dans *Antigone* que la « sagesse est la première condition du bonheur ».

La sagesse est également conçue depuis plusieurs siècles comme une valeur importante dans la culture orientale. Les conceptions orientale et occidentale de la sagesse ont d'ailleurs beaucoup de choses en commun. La *Bhagavad Gita*, rédigée en Inde vers le ve siècle avant J.-C., est un livre fondateur en Orient. La sagesse y est conçue comme un ensemble incluant l'expérience de vie, le contrôle des émotions, la maîtrise de soi, l'amour pour Dieu, la compassion, l'humilité et le sacrifice de soi – tous les éléments également présents dans la pensée occidentale. Le psychologue Douglas Powell, qui a interrogé 300 personnes dans le cadre de son enquête, décrit par exemple l'humilité comme un « don de l'expérience ». Au long de leur vie, les personnes âgées ont connu la déception, l'échec, les occasions manquées et la malchance. Ces vicissitudes sont définies par les chercheurs et les psychologues comme des « circonstances favorisant la sagesse ».

La civilisation chinoise a quant à elle été influencée par le *Tao Te Ching*, un écrit remontant au VIe siècle avant J.-C. environ, qui est l'un des principaux textes du taoïsme. L'importance du discours rationnel y est relativisée : les voies de la sagesse sont plutôt l'intuition et la compassion. L'un des grands penseurs chinois, Confucius (551-479 avant J.-C.), encourage à perfectionner le monde, mais il souligne que cela commence par soi-même : « Savoir qu'on sait quand on sait et savoir qu'on ne sait pas quand on ne sait pas, c'est là la vraie connaissance. » Cet élément – avoir conscience que nos propres connaissances sont limitées – revient aussi dans la conception actuelle de la sagesse. Grâce à leurs expériences passées, les personnes âgées ont souvent acquis cette faculté de relativiser. Joanne (73 ans), par exemple, n'a pas le sentiment que ses aptitudes mentales ont diminué au cours des dernières années.

Elle précise volontiers que l'intelligence n'est pas la sagesse et qu'elle a l'impression d'être devenue plus sage au fil du temps. Elle est à présent plus lucide dans ses choix car elle perçoit mieux les avantages et les inconvénients qui en découlent. « Je suis souvent moins sûre d'avoir raison aujourd'hui, mais ce n'est pas une mauvaise chose[4]. »

Comment les personnes âgées raisonnent

Le psychologue suisse Jean Piaget (1896-1980) a beaucoup apporté à notre compréhension du développement de la pensée chez les enfants. Il distingue plusieurs phases, dont la dernière est la « pensée formelle ». Celle-ci apparaît vers l'âge de 11 ans et se développe jusqu'à l'âge adulte. Lorsqu'un individu pense de façon formelle, il peut raisonner logiquement et résoudre des problèmes abstraits. Autrement dit, il est à même d'imaginer différentes solutions réalistes et logiques à un problème et de les tester. Les solutions incorrectes peuvent ensuite être « évincées » jusqu'à ce que, finalement, il ne reste que la bonne. Imaginez par exemple que vous avez 12 ans et que votre téléphone ne marche pas. Vous vous dites que c'est peut-être parce qu'il est tombé dans l'eau hier ou que la batterie est à plat. Dans un premier temps, vous testez la seconde explication en essayant de le recharger. Si au bout de quelques heures, il ne fonctionne toujours pas, vous en déduirez qu'il a sans doute été endommagé par l'eau. Et bien, dans ce domaine, les personnes âgées ne sont pas meilleures que les jeunes de 20 ans, à moins d'être confrontées à une situation complexe qu'elles ont déjà vécue. La signature d'une hypothèque, par exemple. Dans le cas de problèmes neufs, artificiels, tels qu'ils se présentent souvent dans les expériences des psychologues, les personnes âgées sont même légèrement désavantagées car la concentration et la mémoire de travail, qui diminuent généralement avec l'âge, sont largement sollicitées.

Cependant, il y a un mode de pensée qui s'améliore lorsque nous vieillissons. Il s'agit, dans la terminologie de Piaget, de la pensée post-formelle. La pensée postformelle concerne des problèmes quotidiens complexes, présentant plusieurs solutions. L'incertitude, la flexibilité y occupent une plus grande place. Pour parvenir à une bonne décision, il faut souvent se mettre à la place des autres. Lors d'une expérience, on a par exemple soumis à des personnes jeunes ou âgées le cas d'une étudiante qui avait repris dans un travail des passages entiers de Wikipédia, se rendant ainsi coupable de plagiat[5]. Elle reconnaissait avoir copié ces extraits, mais arguait qu'on ne lui avait jamais dit qu'elle devait renvoyer à ses sources, ni expliqué comment il fallait le faire. La question posée à la personne testée était : quelle sanction prendriez-vous si vous faisiez partie de la commission d'examen ? Dans le règlement distribué aux étudiants, on peut lire que le plagiat est une faute grave, pouvant entraîner la suspension et l'exclusion de l'université. Que constate-t-on ? Dans le groupe des jeunes, beaucoup pensent que l'étudiante doit être renvoyée. Ce jugement est fondé sur la pensée formelle décrite par Piaget. C'est une conclusion logique : une règle a été enfreinte et la mesure prévue doit être appliquée. Parmi les personnes âgées, beaucoup sont moins sûres d'elles et veulent d'abord en savoir plus. L'étudiante n'était-elle vraiment pas au courant des procédures ? Où en était-elle dans son cursus ? La notion de plagiat a-t-elle été clairement expliquée ? En fonction de la réponse, elles arriveront peut-être à la même conclusion, mais elles auront davantage réfléchi au point de vue défendu par l'étudiante et aux conséquences des sanctions éventuelles. Un autre exemple d'application de la pensée postformelle concerne le dilemme de Harold et Hanneke[6]. Tous deux viennent d'avoir 68 ans et s'apprêtent à fêter leurs quarante ans de mariage. Ils savent qu'ils doivent penser au futur et décider s'ils vont rester ou non dans leur jolie villa, où ils ont élevé leurs enfants. Harold voudrait vendre la maison et emménager dans un appartement de luxe pour seniors, avec de nombreux équipements, dont une salle de sport. L'endroit est facilement accessible en transports en commun, ce qui viendra bien à point le jour où ils ne pourront plus conduire. Hanneke n'est pas enthousiaste. Elle préférerait rester dans leur maison et pense que des adaptations pourraient y être faites pour le cas où ils auraient un jour des difficultés à se mouvoir. On pourrait fixer des poignées dans la salle de bains et transformer en chambre une pièce spacieuse du rez-de-chaussée. Harold et Hanneke estiment qu'ils doivent encore peser le pour et le contre des deux options et souhaitent aussi impliquer leurs enfants, aujourd'hui devenus adultes, dans la discussion. Pas question de se lancer à la légère. Le fait qu'ils veuillent comparer les solutions et prendre leur temps pour trancher indique en outre qu'ils sont conscients qu'il n'y a pas vraiment d'issue logique, rapide, à leur problème. Ils doivent avoir recours à la pensée postformelle.

La sagesse vient avec l'âge ?

Le fait de vieillir mène-t-il automatiquement à la sagesse ? Les personnes parvenues à un âge avancé ne sont pas toutes sages. Dans toutes les tranches d'âge, il y a des gens dont on ne peut pas dire que les actes et la pensée entrent dans la catégorie en question. Cela n'empêche pas pour autant de constater parfois chez eux quelques caractéristiques propres à la sagesse qui se renforcent avec l'âge. En général, on peut affirmer qu'en raison de l'expérience de vie, des hauts et des bas traversés, la sagesse va en augmentant. Mais le phénomène n'est pas facile à quantifier. Si l'on présente aux gens des situations complexes et qu'on leur demande de les résoudre au mieux, les personnes âgées ne proposent généralement pas de meilleures solutions que les gens d'âge moyen, conclut une enquête allemande. Celle-ci a en revanche révélé un fait intéressant, à savoir que les vieux, comme les jeunes, étaient un peu meilleurs dans la résolution de problèmes propres à leur tranche d'âge. Les participants se sont vu soumettre une série de cas complexes mettant en scène tantôt une personne âgée, tantôt une jeune. Dans la catégorie « jeune », il y avait le cas de Michel, ouvrier assembleur de 28 ans, deux enfants, qui apprend que l'usine où il travaille va fermer dans les trois mois. Pour l'instant, il n'y a pas d'emploi disponible pour lui dans la région. Sa femme vient justement d'être engagée comme infirmière, à un poste bien rémunéré. Michel se demande s'il faut déménager vers une autre ville pour y chercher du travail ou rester où ils sont, auquel cas il devra s'occuper des enfants et de la maison. Quelle est pour eux la meilleure solution pour les trois ou cinq années à venir ? De quelle information ont-ils encore besoin ? Un exemple de cas « âgé », à présent : Sarah, une veuve de 60 ans, a récemment terminé une formation de management et créé son entreprise, un défi qui la tentait depuis longtemps. Mais son fils vient de perdre sa femme et se retrouve seul avec deux jeunes enfants. Elle pourrait laisser tomber son entreprise et aller vivre chez lui pour lui donner un coup de main, ou alors s'arranger pour l'aider à supporter le coût financier de l'éducation des enfants. Quel est le meilleur projet pour elle dans les trois ou cinq ans à venir ? De quelles informations a-t-elle encore besoin ? Les participants âgés (ici de 60 à 81 ans) se sont révélés plus aptes à résoudre le problème de Sarah, et les jeunes (25 à 35 ans) celui de Michel. Pour apparaître comme sages, les participants devaient nommer plusieurs aspects du problème, proposer différentes possibilités et en donner les avantages et les inconvénients, admettre leur incertitude, évaluer les risques et, finalement, faire des suggestions concernant le suivi critique de la solution mise en œuvre et, le cas échéant, sa réévaluation.

Comparée aux gens d'âge moyen, une petite partie des personnes âgées s'en sort un peu moins bien dans ce type d'exercice, où on leur demande de résoudre des situations complexes. Cela s'explique par le fait que cet exercice fait fortement appel à des aptitudes mentales comme la mémoire de travail et les fonctions exécutives (planification, faculté de se mettre à la place des autres). Pour les personnes âgées chez qui ces aptitudes mentales ont décliné plus que la moyenne, il est donc plus difficile d'imaginer diverses solutions possibles et de les comparer. Bien que des fonctions mentales intactes ne mènent pas forcément à la sagesse, elles peuvent y contribuer. Pourtant, on peut aussi être sage avec des fonctions mentales amoindries, en particulier dans les situations que l'on connaît par expérience. Une mémoire de travail et une flexibilité mentale altérées peuvent en revanche handicaper les plus âgés confrontés à des problèmes neufs, exigeant d'évaluer une grande quantité d'informations.

Le lièvre et la tortue

En 2004, les neuropsychologues de l'université de Californie ont décrit le cas d'un homme qu'ils ont baptisé le « Phineas Gage » contemporain. Ils faisaient référence à ce cheminot du XIXe siècle qui fut aussi l'un des plus célèbres patients de l'histoire de la neuropsychologie. Les altérations cérébrales observées chez lui nous ont beaucoup appris sur la fonction des zones antérieures du cerveau (cortex préfrontal), jusque-là nimbées de mystère. En 1848, Gage fut victime d'un terrible accident : à la suite d'une explosion imprévue, une barre à mines lui perfora le crâne avec une grande violence. Mais au vif étonnement de ses collègues, il survécut. Il fut même renvoyé de l'hôpital au bout de deux mois et déclaré guéri. Pourtant, il n'était plus le même ; comme quelqu'un qui le connaissait bien le déclara : « *Gage was no longer Gage* » (« Gage n'était plus Gage »). Il avait certes récupéré toutes ses capacités de réflexion, de mémoire et d'observation, mais sa personnalité avait profondément changé. Alors qu'il était auparavant considéré comme un homme énergique, dur à la tâche et plutôt meneur, il était devenu capricieux, rude et grossier. Il n'était apparemment plus en état d'évaluer la dimension émotionnelle des situations et ne maîtrisait plus correctement ses réactions. Il avait régulièrement des accès de colère et éprouvait également des difficultés à planifier ses activités. Les reconstructions de son cerveau effectuées à partir de son crâne, que l'on a conservé, montreront plus tard que c'était la partie située à l'avant et en bas du cerveau[7] qui avait subi les plus gros dommages.

Le Phineas Gage contemporain, dont le cas a fait l'objet d'un article en 2004, a été blessé en 1962 à un endroit similaire du cerveau lors d'une mission militaire à l'étranger, sa jeep ayant heurté une mine. Suite à l'explosion, une arête métallique du pare-brise s'est fichée dans son front. Comme chez son prédécesseur, ses capacités mentales ont d'abord semblé intactes après sa sortie de l'hôpital. Il obtenait de bons résultats lors des tests neuropsychologiques et son intelligence n'avait pas souffert. Socialement, en revanche, il ne se comportait plus normalement. Incapable de se maîtriser, il avait constamment des problèmes avec les autres. Il a perdu son emploi et sa femme, s'est éloigné de ses enfants. Selon Dilip Jeste, psychiatre, une telle détérioration du cortex préfrontal mène visiblement à l'inverse de la sagesse : impulsivité, comportement social inadapté, maladresse émotionnelle. Jeste et l'un de ses collègues ont été les premiers à identifier un réseau de zones cérébrales importantes pour la sagesse. Ils attribuent aux cortex préfrontal un rôle particulier.

C'est également le cas du neurologue Elkhonon Goldberg dans son ouvrage intitulé *Les prodiges du cerveau.* Le cortex préfrontal peut être considéré comme le chef de notre cerveau, les autres zones comme son orchestre. Le cortex préfrontal ne produit pas, mais il coordonne, intègre, dirige. De ce fait, les gens chez qui cette zone a été altérée peuvent encore faire beaucoup de choses, mais « décrochent » (ou sont à la traîne) quand cela devient complexe, comme dans les relations sociales. Goldberg nomme deux autres fonctions du cortex préfrontal. D'une part, notre capacité d'empathie en dépend. De l'autre, le cortex préfrontal est crucial pour l'activation des schémas d'action, c'est-à-dire des suites d'actes à mettre en œuvre face aux situations complexes. Si vous avez par exemple plusieurs années d'expérience dans le domaine de la gestion d'entreprise, vous savez, dans bien des situations, ce qu'il est préférable de faire. Goldberg cite l'exemple de Winston Churchill, qui était facilement distrait, mais qui, même à un âge avancé, était resté un excellent dirigeant.

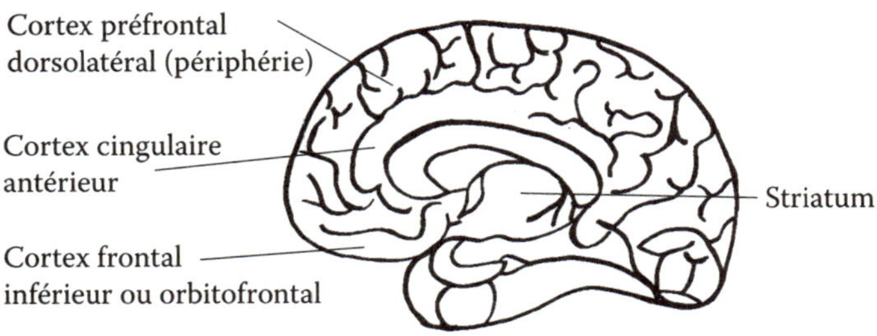

20. Zones cérébrales importantes pour la sagesse : cortex frontal inférieur et cortex préfrontal dorsolatéral, cortex cingulaire et avant du striatum.

Outre le cortex frontal inférieur, il y a trois régions importantes pour la sagesse (figure 20) : la périphérie du cortex préfrontal (en jargon, le dorsolatéral), l'avant du cortex cingulaire et le striatum, qui se trouve au cœur du cerveau. La première est impliquée dans la pensée rationnelle et la détermination d'une stratégie destinée à résoudre les problèmes. La deuxième détecte les conflits entre intérêts et entre processus rationnels et sentiments. La troisième, enfin, comprend les structures cérébrales impliquées dans la gratification. L'étude semble indiquer que les personnes âgées sont davantage centrées sur la gratification en cas de bonne solution que sur les conséquences négatives de leurs erreurs, une faculté qui leur permettrait de mettre l'accent sur la recherche de solutions constructives plutôt que sur la prévention des erreurs. Si vous voulez apprendre à quelqu'un de 75 ans à travailler avec un logiciel informatique, vous avez donc intérêt à insister sur tout ce qui va bien plutôt que de signaler ce qui ne va pas ou doit changer. Alors qu'avec les jeunes, il est bon de dire de temps en temps : « Stop ! C'est faux, il faut s'y prendre autrement ! », ce n'est pas une stratégie payante avec les plus âgés. Cela pourrait résulter d'une modification, survenant avec le temps, du fonctionnement des zones cérébrales : le cortex cingulaire antérieur, responsable de la détection des erreurs, s'active moins rapidement (chez beaucoup de personnes, il se produit une atrophie des cellules grises dans cette région), alors que les zones de gratification sont intactes. La mesure des ondes crâniennes à l'aide d'une électroencéphalographie (EGG) montre que lorsque les jeunes et les gens d'âge moyen sont informés d'une faute commise, une onde cérébrale est émise. Cette onde traduit l'activité du cortex cingulaire antérieur. Plus l'onde est visible (et, donc, plus l'activité est forte), plus vite la personne se rend compte de son erreur. Chez les personnes âgées, cette onde est nettement moins marquée. Elles utilisent pour apprendre d'autres zones du cerveau, en particulier le cortex préfrontal, important pour la mémoire de travail. Bien que le fonctionnement de celui-ci décline quelque peu avec l'âge, beaucoup de seniors savent encore en faire bon usage, notamment parce que, comme nous l'avons vu précédemment, ils mobilisent davantage d'activité cérébrale. En général, les personnes âgées ont plus de difficultés avec les tâches entièrement neuves qu'avec celles qui impliquent le recours à des connaissances antérieures, autrement dit à l'expérience. La riche « banque de données » qu'elles ont constituée au fil du temps dans leur cerveau leur permet de trouver de bonnes solutions à de nombreuses problématiques quotidiennes.

Le docteur Oury Monchi, de l'université de Montréal, aime renvoyer à la fable d'Ésope sur la course entre le lièvre et la tortue quand il explique les résultats de ses recherches sur le cerveau des personnes âgées. Même si le lièvre court plus vite, c'est la tortue qui gagne parce qu'elle sait utiliser au mieux ses possibilités (le lièvre, qui se surestime, s'accorde une petite sieste et se met en route trop tard). Monchi et ses collègues ont demandé à deux groupes, l'un constitué de personnes âgées, l'autre de jeunes, de classer des mots pendant que leur activité cérébrale était enregistrée par une IRM. Les mots pouvaient être classés par rime, signification ou initiale. Le chercheur changeait constamment les règles de classement sans prévenir. Par exemple, le classement par désinence était de mise dans un premier temps (portail et chandail par exemple), puis, après une courte pause, la personne devait associer les mêmes mots par signification (portail et maison...). On a observé qu'en cas de feedbacks négatifs (« Erreur ! »), les personnes âgées réagissaient par une moindre activité cérébrale que les jeunes. On a pu noter en revanche chez elles un surcroît d'activité cérébrale lorsqu'elles devaient faire de nouveaux choix pour classer les mots. Elles semblaient donc privilégier l'invention de stratégies pour exécuter la tâche. Dans leur cas, le traitement de cette tâche allait en effet au-delà de la simple réaction à la mention des erreurs.

Le décideur expérimenté

Une bonne partie des expériences proposées par les psychologues aux personnes testées sont artificielles dans le sens où elles n'ont rien à voir avec les tâches de leur vie quotidienne. Dans ce type de tests artificiels, les participants d'une vingtaine d'années semblent offrir de meilleures performances que les septuagénaires. Par exemple, on leur demande de choisir une carte dans des séries de quatre apparaissant sur un écran d'ordinateur. Comme chaque carte est liée à une récompense distincte, qui varie dans une mesure plus ou moins grande, les participants peuvent découvrir la stratégie la plus payante. Chaque décision prise pendant l'exécution de la tâche est indépendante : les décisions antérieures n'ont pas d'influence sur les nouvelles. Les jeunes sont souvent meilleurs que leurs aînés dans ce type de missions. Mais dans la vie quotidienne, une décision a souvent des conséquences sur les autres et l'avantage immédiat n'est pas toujours équivalent à l'avantage à long terme. Supposons que vous vouliez aller en vacances en Nouvelle-Zélande, mais que ce soit trop cher pour votre budget. Vous partez donc en Espagne chaque année. Vous pourriez tout aussi bien sauter une année et épargner en vue d'un voyage en Nouvelle-Zélande l'année suivante. La première partie de la décision (se passer de vacances pendant un an) n'est pas avantageuse, mais la partie qui suit (réaliser votre rêve, c'est-à-dire visiter la Nouvelle-Zélande) compense largement. Autre exemple : vous décidez d'acheter une machine à laver coûteuse, qui n'offre pas d'avantage immédiat par rapport à un modèle meilleur marché, mais qui vous fera sans doute faire des économies à long terme grâce à sa robustesse, à sa durée de vie et à ses performances énergétiques supérieures. Dans cette optique, des psychologues de l'université du Texas ont imaginé une tâche inspirée de scénarios réalistes, dans laquelle une décision influence les suivantes. La stratégie optimale ne peut être trouvée que moyennant une vision à long terme. Dans cette variante, les personnes âgées s'en sortent mieux que les jeunes. Non pas que les jeunes ne sachent pas effectuer la tâche, mais les personnes âgées se montrent plus performantes, un constat étonnant quand on sait que les fonctions exécutives (mémoire de travail, capacité de comparaison, flexibilité mentale) déclinent avec l'âge. L'expérience pourrait donc bien jouer un rôle.

Les recherches ont également révélé que les personnes âgées prenaient moins de risques financiers et étaient moins impulsives, ce qui va de pair avec une plus grande sollicitation des deux hémisphères cérébraux. Quand il s'agit de situations incertaines, où les risques de pertes sont nettement supérieurs aux chances de bénéfices, il est plus raisonnable d'éviter la prise de risques. Néanmoins, celle-ci est parfois nécessaire pour avancer. Il serait donc souhaitable que les organismes financiers et autres bureaux de placement engagent, à côté des jeunes, des collaborateurs de plus de 65 ans.

Hâtez-vous lentement

Comme nous l'avons vu, toutes les aptitudes mentales ne déclinent pas lorsque l'on vieillit. Beaucoup de fonctions, comme les facultés verbales, le raisonnement logique, la connaissance générale et l'intelligence spatiale ne diminuent pas de façon significative. De plus, dans la résolution de certains problèmes, les personnes âgées sont meilleures que les jeunes. Non seulement elles peuvent faire appel à une plus vaste banque de connaissances et d'expériences, mais elles abordent aussi les questions complexes de manière plus intuitive.

Paradoxalement, cela pourrait s'expliquer en partie par le ralentissement relatif du cerveau âgé, qui empêche les seniors de réagir de façon précipitée ou impulsive. Comme il leur faut plus de temps pour prendre une décision, ils le font avec davantage d'informations à leur disposition. Selon le psychologue Cozolino, trois phénomènes neuropsychologiques devraient être observés chez les gens sages : une plus grande diversité dans l'activation des zones cérébrales, un traitement de l'information plus lent et l'intégration du fonctionnement cognitif émotionnel. Et c'est précisément le profil que présente un cerveau vieillissant. La diversité dans l'emploi des zones cérébrales est due au fait que la réserve de connaissances à laquelle les personnes âgées peuvent avoir recours est plus grande et qu'ils ont aussi acquis davantage de stratégies pour résoudre les problèmes. Nous avons vu qu'ils pouvaient utiliser de façon plus équilibrée les deux hémisphères de leur cerveau et les faire coopérer pour obtenir de bons résultats. Le deuxième point signalé par Cozolino, un traitement plus lent, tient au fait que chez les plus âgés, les autoroutes du cerveau (voies de matière blanche) sont altérées. L'avantage est qu'ils tirent moins de conclusions hâtives. Enfin, la meilleure intégration du fonctionnement cognitif et émotionnel relève du fait que les personnes âgées ont appris à estimer et à exploiter à la fois la raison et les sentiments.

L'essentiel des connaissances

- La sagesse peut être définie de la manière suivante : l'intelligence des problèmes de la vie et la capacité de faire des choix équilibrés dans les situations incertaines.
- C'est le déclin de nos aptitudes mentales qui nous rend plus sages. Notre cerveau travaillant plus lentement, nous réagissons plus intelligemment.
- Les personnes âgées peuvent faire appel à une plus grande banque de connaissances et d'expériences et sont à même de prendre des décisions complexes de manière intuitive.
- Les seniors prennent moins de risques financiers et sont moins impulsifs. Cela tient au fait qu'ils sollicitent de façon plus équilibrée leurs deux hémisphères cérébraux.

Un cerveau optimal

Des avis scientifiquement étayés

Le 26 novembre 2011, le jour de ses 100 ans, Robert Marchand a établi à Mitry-Mory un nouveau record du monde. Il a pédalé en salle pendant une heure, parcourant ainsi 23 kilomètres. Son vélo était fixé à un rouleau permettant de calculer la distance. En raison du temps pluvieux, il avait renoncé à faire cet exercice à l'extérieur : il ne tenait pas à se blesser sur les pavés glissants. Trois mois plus tard, Marchand s'est rendu avec une équipe de supporters au vélodrome de l'Union cycliste internationale (ICU), en Suisse, pour y réitérer sa prestation, qui a été officiellement constatée par la World Records Academy. Cette fois, il a roulé sur un vélo de course classique et réellement tourné sur la piste. Quand on sait que la vitesse moyenne d'un cycliste néerlandais est de 12 km/h, atteindre la vitesse de 23 km/h est, pour un centenaire, tout sauf banal. Après son exploit, Marchand a commenté, laconique :

« J'espère maintenant que je vais trouver quelqu'un qui va battre mon record. » Une autre raison de cette modération était la promesse faite au médecin de ne pas pousser son cœur au-delà de 110 pulsations par minute. Cela par précaution : le premier électrocardiogramme de sa vie, subi une semaine auparavant, ne montrait pas d'anomalies significatives. Interrogé sur le breuvage secret de son bidon, il a répondu triomphalement : « C'est mon doping : de l'eau avec du miel. » Il a expliqué qu'il avait toujours vécu sainement, n'avait jamais fumé et buvait peu. Peu avant ses 90 ans, Marchand avait participé à la course Paris-Bordeaux, parcourant à cette occasion 600 kilomètres en 36 heures. À 100 ans, il tenait encore une forme exceptionnelle. Il vivait seul et faisait presque chaque jour un tour à vélo dans les environs. En 2011, un col ardéchois a même été baptisé col Robert Marchand en son honneur. Son conseil aux jeunes et aux moins jeunes : rester en mouvement.

« Vieillir avec succès »

Étant donné le nombre exponentiel de personnes âgées sur cette terre, la capacité de conserver nos aptitudes mentales à un niveau optimal est une question cruciale. Sigmund Freud pensait qu'à partir de 50 ans, nos capacités mentales perdaient leur élasticité, autrement dit que les personnes âgées ne pouvaient plus rien apprendre. Entre-temps, nous avons toutefois découvert que le cerveau des personnes âgées restait malléable : les neurones peuvent continuer à établir entre eux de nouvelles liaisons, qui permettent d'acquérir de nouvelles connaissances et de compenser le déclin structurel et fonctionnel lié au vieillissement. Ce que l'on entend par « vieillir avec succès » dépend de la signification que l'on prête à ce dernier mot. L'expression a quelque chose d'américain. Quand la littérature scientifique évoque le thème, elle pose trois conditions à ce « succès » : premièrement l'absence de maladie chronique ou de handicap ; deuxièmement un bon niveau de fonctionnement mental et physique ; et troisièmement une bonne insertion sociale, reposant sur de riches contacts familiaux et amicaux.

Combien de personnes de plus de 65 ans correspondent à cette définition ? Certaines études parlent de 5 % seulement, ce qui n'a rien d'étonnant car, si on prend au sens strict l'absence de maladies chroniques et de handicaps, pratiquement tout le monde est éliminé. La plupart des recherches ne comptabilisent d'ailleurs que les maladies de longue durée ou chroniques, qui ont de lourdes incidences sur la vie de tous les jours. Quand on prend également en considération les deux autres critères (bon fonctionnement mental, physique et social), 30 à 50 % des personnes âgées vivant en Europe ou aux États-Unis sont concernées.

Le psychologue allemand Paul Baltes préconise que l'on tienne compte de l'avis des intéressés pour évaluer le « succès » d'une vieillesse. Le but consiste à savoir à quel point ces personnes réussissent à s'adapter aux limites que le vieillissement leur impose. Une personne de 60 sera sans doute moins performante sur un court de tennis qu'elle ne l'était à 25 ans, mais cela ne veut pas dire qu'elle ne trouvera plus de plaisir à jouer. Elle misera peut-être davantage sur la stratégie et le positionnement pour compenser la perte de puissance et de vitesse. L'important n'est donc pas tant le déclin des fonctions que la façon dont l'individu est capable d'envisager celui-ci pour que sa qualité de vie n'en souffre pas trop. Par exemple, les problèmes de santé peuvent mener à la dépression. Les seniors en rencontrent plus que les jeunes, mais ne sont pas pour autant plus souvent dépressifs. La façon dont les gens abordent les problèmes compte beaucoup.

Bien que le fait de vieillir en bonne santé soit lié à des facteurs héréditaires, ceux-ci ne sont pas déterminants. Les recherches montrent que les handicaps chez les personnes âgées ne sont liés à l'hérédité que pour un tiers. Les facteurs environnementaux, comme le style de vie, le soutien social et les soins médicaux, représentent les deux tiers restants et jouent donc un rôle plus important. Dans ce chapitre, je passe en revue toutes les recommandations liées à l'entretien du cerveau. La détérioration des fonctions cognitives est indissociable du vieillissement. Toutefois, une vie saine et active peut limiter les effets de ce dernier. Même si Marchand a sans doute été doté toute sa vie d'une santé robuste et d'une prédisposition pour le sport, ses habitudes de vie et son rythme quotidien ont certainement contribué à la forme qu'il affiche malgré son grand âge.

Choisissez vos parents avec soin

Dans son ouvrage intitulé les *De tien geboden voor het brein* (*Les dix commandements du cerveau*), le professeur utrechtois René Kahn donne une dizaine de recommandations permettant de garder un cerveau alerte. Des conseils comme : « Faites-vous des amis », « Faites de la musique » et « Transpirez » (faites de l'exercice physique), par exemple, sont certainement aussi valables pour les cerveaux plus âgés. Il cite toutefois une recommandation que nous pourrons difficilement suivre : « Choisissez vos parents avec soin ». Comme vous l'aurez compris, elle fait référence à l'importance des facteurs héréditaires. Ceux-ci expliquent en bonne partie pourquoi l'un vieillit en bonne santé, avec relativement peu de problèmes physiques et des aptitudes mentales intactes, tandis que l'autre souffre de diabète, de problèmes cardiaques et de pertes de mémoire. Même en vous en tenant scrupuleusement à toutes les prescriptions données pour une vieillesse réussie, il se peut que vous subissiez un fort déclin, ce qui relève pour une part des questions d'hérédité, auquel cas ces mesures ne sont pas suffisantes. L'inverse est bien entendu possible aussi. Certains garderont une excellente mémoire alors qu'ils ne s'en soucient absolument pas. Mais, dans l'ensemble, la plupart des gens auront intérêt à appliquer les conseils qui suivent, exclusivement fondés sur la recherche scientifique.

À propos des facteurs héréditaires, il est bon de rappeler qu'ils n'opèrent pas de manière isolée, mais en interaction avec divers facteurs environnementaux. Cette interaction a été étudiée à Baltimore sur 1 140 personnes âgées de 50 à 70 ans. Les chercheurs ont étudié le rapport entre la présence d'un gène (nommé APOE) qui augmente le risque de maladie d'Alzheimer et de déclin mental, le quartier dans lequel les participants vivaient et, enfin, leurs aptitudes mentales. Concernant les quartiers, la question cruciale était surtout celle du lien éventuel entre le fait de vivre dans une zone à risques (où il y a plus de chômage, de pauvreté, de bâtiments abandonnés, de criminalité et d'addictions qu'ailleurs) et d'obtenir de moins bons résultats dans les domaines de la concentration, de la mémoire et de la flexibilité mentale. Ce lien a pu être mis en évidence, mais uniquement chez les gens présentant une certaine variante du gène APOE. Ceux qui en possédaient une autre ne subissaient pas l'influence négative de la vie dans un quartier défavorisé. Apparemment, les premiers étaient plus sensibles au stress lié à la vie dans un tel environnement. Les influences s'entremêlent souvent de façon subtile. Plus d'une enquête indique que nos gènes peuvent, en interaction avec les facteurs environnementaux, avoir sur notre cerveau un effet qu'ils n'auraient pas eu seuls. Le fonctionnement de tout cela demeure en bonne partie inconnu, mais sera sans aucun doute éclairé par de futures recherches. Peut-être les gens pourront-ils alors être conseillés sur la base de la recherche génétique ; à certains, on proposera par exemple de déménager, à moins qu'ils ne bénéficient d'un large soutien social.

L'étude de l'influence de l'environnement sur l'action des gènes est appelée épigénétique. Elle suscite aujourd'hui un vif engouement, et à raison car elle a déjà permis d'importantes découvertes. Ce type d'enquête démontre de façon convaincante que nous ne sommes pas seulement déterminés par nos gènes, que nous ne nous résumons pas non plus à notre cerveau, mais que nous devenons qui nous sommes à la faveur de notre interaction avec l'environnement : notre alimentation, notre lieu de vie, nos relations.

Sachez ce que vous mangez

Les personnes à la fois les plus âgées du monde et en meilleure santé habitent à Okinawa, une île subtropicale située entre le Japon et Taiwan, en mer de Chine orientale. Okinawa fait partie de l'archipel des Ryukyu, qui ont constitué jusqu'à 1879 un royaume indépendant, mais appartiennent depuis lors au Japon. Les habitants d'Okinawa ont ceci de particulier qu'ils vivent très vieux. L'espérance de vie moyenne y est de 85 ans, soit cinq ans de plus environ qu'aux Pays-Bas et un peu plus de trois ans de plus qu'en France. Non seulement le Japon possède le plus grand nombre de centenaires au monde, mais il y en a trois fois plus (pour 100 000 habitants) à Okinawa que dans le reste du pays. De plus, les maladies liées à l'âge y sont assez rares. Les problèmes cardiaques, les hémorragies cérébrales et le cancer y sont moins fréquents. Cela pourrait naturellement être dû à des facteurs héréditaires. Pourtant, la recherche scientifique a montré que ceux-ci n'entraient en jeu que pour une petite partie : les natifs d'Okinawa qui ont emménagé dans un autre pays vivent moins vieux et en moins bonne santé que ceux qui restent sur l'île. Les facteurs environnementaux sont donc décisifs. Selon les Américains Bradley et Craig Willcox, qui étudient le phénomène depuis plusieurs décennies, cinq facteurs interviennent : le régime alimentaire, le style de vie (peu de stress), la solidarité au sein de la communauté, l'attitude active et l'intérêt pour la spiritualité. Vous me direz qu'il n'est pas difficile de vivre de façon détendue sur une île magnifique au climat délicieux, dotée de belles plages ainsi que d'une faune et d'une flore éblouissantes. Pourtant, la vie n'est pas toujours facile à Okinawa : les prix y sont élevés (comme partout au Japon) et les revenus faibles car les possibilités d'activités professionnelles sont peu nombreuses. La plupart des habitants d'Okinawa sont néanmoins satisfaits de leur sort. Leur nature tranquille et prompte à relativiser joue certainement un rôle dans le fait de bien vieillir. Ces insulaires sont optimistes et ne considèrent pas le vieillissement comme quelque chose de négatif. Ils sont d'humeur amicale et pacifique. Un non-initié aurait du mal à croire que l'île est aussi le berceau du karaté. Le karaté n'est pas le sport de combat agressif que l'on voit dans les films, mais un art d'autodéfense, fondé sur la maîtrise du corps et de l'esprit. À l'entrée de l'école de Fusei Kise, un grand maître qui, à l'âge de 80 ans, enseigne toujours son art sur la base militaire américaine de l'île, on peut lire cet adage : « La douceur triomphe de la dureté. »

Mais le principal secret d'Okinawa, estiment les frères Willcox, dont l'un est médecin et l'autre anthropologue, c'est le régime alimentaire. Le régime local est pauvre en graisses saturées, en sucre et en sel ; poisson, crustacés, algues, riz, fruits et légumes s'y taillent en revanche la part belle. On y boit beaucoup de thé vert et noir, deux aliments bons pour la santé qui contiennent des antioxydants. Voici un exemple de recette locale, adaptée à l'intention des Occidentaux (les produits originaux ne sont pas toujours disponibles chez nous) : il vous faut des moules, du chou chinois, de la sauce soja, de l'huile d'olive, une pincée de sel de mer et un peu de mozzarella maigre. Après avoir cuit les moules et le chou, on mélange les ingrédients et on passe le tout dix minutes au four préchauffé.

La modération est un élément crucial du régime alimentaire bénéfique au cerveau : ne pas trop manger ! C'est une autre chose que nous pouvons apprendre des habitants d'Okinawa. La réduction des calories réduit en effet les effets nocifs du stress oxydatif sur les neurones du cerveau. Les calories représentent l'énergie et celle-ci est le moteur du métabolisme oxydatif. Plus la quantité de calories entrant dans le moteur est faible, moins lourds sont les dégâts encourus par notre organisme. Limiter les calories ne veut pas dire qu'il faut se mettre à la diète et rester avec une sensation de faim toute la journée. En évitant autant que possible les en-cas du style biscuits, friandises et snacks ainsi que les repas copieux, on franchit déjà un grand pas.

Le régime de l'Occidental moyen est trop riche en hydrates de carbone et en sucre. Combiné à un manque d'exercice, il constitue un facteur de risque pour le diabète, qui a lui-même un effet négatif sur le cerveau et peut favoriser la démence. Les personnes atteintes ne seront bien entendu pas toutes victimes de démence, mais elles y sont davantage exposées que d'autres.

Il est également conseillé de limiter la consommation de graisses saturées, car elles font grimper le taux de cholestérol. Un excès de cholestérol peut obstruer les veines et accroître le risque d'infarctus. Les omégas 3 sont en revanche recommandés. Veillez à ce que votre régime soit riche en protéines, en céréales, en fruits et en légumes. Les phyto-œstrogènes (lignanes) sont selon une étude d'Utrecht favorables à un bon fonctionnement cognitif. On les trouve dans les graines de sésame, l'huile de lin, le brocoli, le chou, les pêches et les fraises. Pensez aussi à absorber suffisamment de vitamines, en particulier de vitamine B12 et d'acide folique. L'Institut de la santé néerlandais recommande 2,8 milligrammes de vitamine B12 et 300 milligrammes d'acide folique par jour. Enfin, une chose que l'on oublie souvent : s'hydrater. Beaucoup de seniors boivent trop peu. Boire suffisamment est important, en particulier l'été quand il fait chaud. La vague de chaleur qui a touché la France en 2003 a entraîné la mort de milliers de personnes âgées par déshydratation. Une étude australienne basée sur un examen au scanner a sondé l'activité du cerveau en cas de soif et de satiété. Chez les personnes âgées, l'activité cellulaire traduisant la soif diminue même si elles boivent peu. Chez les jeunes, cela fonctionne autrement. Ils doivent se désaltérer davantage avant que leur cerveau soit satisfait et que soit donné le signal indiquant que la soif est estompée. Manifestement, chez les plus âgés, la soif ne parvient au cerveau que lorsqu'elle est très prononcée, pensent les chercheurs. Ils conseillent donc aux seniors de boire des quantités données à heures fixes. Deux litres par jour constituent une bonne norme. L'eau est ce qu'il y a de meilleur : la consommation d'un litre et demi d'eau par jour est une bonne habitude à prendre.

Restez actif

Zelma a 88 ans et a habité toute sa vie dans le Missouri. Elle participe à une enquête sur le vieillissement de l'université de l'État. Les chercheurs l'ont identifiée comme personne « vieillissant avec succès ». Zelma a deux filles, cinq petits-enfants et cinq arrière-petits-enfants. Elle a été mariée pendant cinquante ans et est veuve depuis douze ans. Il y a deux ans, elle a été opérée d'un cancer du sein, dépisté à l'occasion d'une campagne publique. Institutrice de maternelle à la retraite, elle se rend deux jours par semaine à l'école de son quartier pour assister une enseignante. Elle est également membre de deux clubs de lecture, présidente d'une association locale de femmes et active en politique. Zelma est démocrate et a coordonné la campagne du gouverneur Russ Carnahan dans son district. Elle participe également à la vie de l'église baptiste, où elle enseigne à l'école du dimanche. Ses hobbys sont le patchwork et la vannerie. Elle lit beaucoup. Une opération de la cataracte aux deux yeux lui a permis de retrouver une bonne vue. La Bible est son livre favori – elle est en train de la lire pour la huitième fois en entier. Elle a de nombreux amis et juge les contacts avec la famille et les membres de sa communauté religieuse essentiels, mais elle s'entend aussi très bien avec ses voisins. Le seul point noir qu'elle puisse citer à propos de ses multiples activités, c'est qu'elle ne parvient pas toujours à trouver le temps de tout faire.

Peut-être vous sentez-vous fatigué rien qu'à la lecture de cette énumération. Rassurez-vous : il n'y a pas besoin d'en faire autant. Mais la devise de Zelma : « Occupez-vous » est néanmoins importante. C'est exactement ce que conseillent toutes les personnes qui vieillissent avec succès : ne restez pas assis dans un coin à penser à vos problèmes de santé, soyez entreprenant.

Le conseil vaut aussi bien pour le physique que pour le mental. Que l'exercice physique soit bon pour les cerveaux vieillissants, nous en sommes à présent convaincus. Concrètement, il est conseillé de pratiquer trois fois par semaine, pendant une demi-heure, une activité physique qui accélère le pouls et fait transpirer. Bouger ne veut pas forcément dire aller courir ; le vélo, la natation, le volley, tout est bon du moment que votre rythme cardiaque s'accélère. Si vous avez un certain âge, vous devez, comme Marchand, veiller à éviter tout excès : il est préférable de vous en tenir à un pouls maximal de 110. Dans certains cas, un handicap empêche l'exercice physique intensif. Pour ces personnes, des exercices légers sont déjà beaucoup mieux que rien. Le taï-chi, mentionné ci-dessus, comprend d'excellents enchaînements pouvant être effectués dans un salon ou dans une chambre.

Pour rester mentalement actif plus longtemps, la poursuite d'une activité professionnelle est un moyen éprouvé. Étant donné l'allongement de l'espérance de vie et la meilleure condition physique des personnes âgées, il peut paraître évident de continuer à travailler jusqu'à 67, voire 70 ans. Si vous êtes à la retraite, choisissez des loisirs qui sollicitent votre capacité de concentration et votre mémoire. Vous pouvez par exemple vous plonger dans l'histoire de la politique, de l'architecture, de la fanfare ou du club de volley locaux, ou encore suivre une formation ou un cours. La mise sur pied d'un club de lecture ou de discussion maintient également le cerveau en activité. Si vous préférez les activités manuelles, exercer votre mémoire et votre concentration est également possible. Vous aimez fabriquer des maisons de poupées pour vos petits-enfants ? Dans ce cas, vous pouvez inventer différents modèles et chercher d'autres idées sur Internet. L'une des meilleures façons de garder votre cerveau actif consiste à lire des livres. Cela aiguise davantage l'esprit que, par exemple, la lecture de journaux. En effet, ceux-ci sont composés de morceaux distincts dont le contenu est souvent révélé à l'avance par le titre. Dans un livre, vous devez retenir et intégrer bien plus d'informations pour garder le fil. Même un roman facile représente un bon exercice. La télévision n'a en revanche pas d'influence positive sur le cerveau.

Rester socialement actif est également fondamental. Cela peut être difficile pour les personnes âgées quand les gens de leur génération sont décédés, ce qui une fois passé 75 ans est de plus en plus souvent le cas. Il existe des associations auxquelles elles peuvent se joindre pour fréquenter des gens de leur âge. Si vous êtes dans cette situation, n'attendez pas que quelqu'un vienne vous chercher : prenez l'initiative.

Spiritualité, art de vivre et pleine conscience

La science s'intéresse de plus en plus à la spiritualité en tant qu'élément d'une vieillesse réussie. Il n'existe pas de véritable définition du terme, chacun y mettant un peu ce qu'il veut. Mais on pourrait la définir librement comme l'« intérêt pour ce qui dépasse l'homme ». La spiritualité peut occuper une grande place dans la vieillesse. Il existe suffisamment de biographies montrant que les hommes deviennent plus « spirituels » en vieillissant, même si cela n'a rien d'automatique. On peut par exemple citer les compositeurs Johannes Brahms et Franz Liszt. L'une des dernières grandes œuvres de Brahms, *Quatre chants sérieux*, témoigne de l'importance croissante pour lui de la spiritualité luthérienne dans les années 1890 (il avait alors 60 ans). Liszt, qui était catholique, a même embrassé la vie religieuse dans son grand âge. La musique qu'il a composée à l'époque trahit également un approfondissement spirituel, qui ne l'empêche pas de développer par ailleurs de nouvelles formes musicales.

La spiritualité a souvent, quoique pas obligatoirement, une coloration religieuse. Les expériences de fusion avec la nature ou de dépassement de limites personnelles à travers l'art et la musique sont également d'ordre spirituel. La spiritualité religieuse concerne le plus souvent le développement d'une relation intime avec le sacré ou le transcendant. Spiritualité et religion favorisent la santé mentale chez les personnes âgées. Des études américaines et européennes ont montré que la pratique religieuse, la lecture de la Bible et la prière réduisaient le stress et la dépression dans cette tranche d'âge. Ces personnes se sentaient mieux dans leur peau et, ainsi que l'ont montré les analyses de chercheurs, cela ne pouvait pas s'expliquer uniquement par les contacts sociaux entretenus en tant que membres d'une communauté religieuse. Ce bien-être devait également être lié aux enseignements religieux en eux-mêmes. Les chercheurs pensent à cet égard au sentiment de paix intérieure favorisé par les rituels ou encore à la faculté de replacer les événements de la vie dans un cadre plus large. Que représente un tel cadre, donneur de sens ? Pour Lord Donald Coggan, devenu à 65 ans évêque de Canterbury, il s'agissait d'accomplir une mission confiée par Dieu. Son exemple était Jésus-Christ : il avait pris conscience qu'il venait de Dieu et retournerait à Lui.

Entre les deux, il y avait son existence sur terre. Il venait de Dieu, c'est pourquoi sa vie évoluait vers un but, un climax. Un tel but donne à la vie une grande valeur et une signification profonde[1]. Après son départ à la retraite à 71 ans, Coggan est resté longtemps actif dans l'Église anglicane. Il disait à ce sujet : « Ce qu'il y a de bien dans la prêtrise, c'est que votre travail ne s'arrête jamais tant que vous êtes soutenu. Ensuite, vous recevez un autre travail, ailleurs[2]. » Coggan est mort en l'an 2000 à l'âge de 90 ans.

Le psychiatre américain Dan Blazer, qui a étudié la spiritualité chez les personnes âgées, signale que la plupart des croyants s'insurgent contre l'idée selon laquelle la foi est un moyen d'améliorer sa santé. Spiritualité et religion ne poursuivent pas ce but, mais ont une valeur intrinsèque. Finalement, ce n'est pas le bien-être de l'homme qui y est central. Même les épreuves peuvent mener à un approfondissement spirituel, grâce auquel les personnes apprécient mieux les événements du quotidien ou se montrent plus compréhensives et solidaires à l'égard des autres.

L'art de vivre est une notion liée à la spiritualité. Selon le philosophe néerlandais Jan Baars, qui donne des cours sur le vieillissement à l'université d'humanistique d'Utrecht, nous pouvons dans ce domaine nous en remettre au philosophe Sénèque. Celui-ci était arrivé à la conclusion que, si la vie paraissait si courte, c'est parce que nous nous laissions dérober notre temps. Pour Sénèque, l'art de vivre est surtout l'art de continuer à disposer soi-même de son temps. On y parvient en concentrant son attention sur le présent. Le principal obstacle, selon lui, est le fait que l'on reporte toujours son propre bonheur à un avenir dans lequel on sera heureux, si bien que l'on se concentre trop peu sur la richesse du présent. Cela ne veut pas dire que le passé et l'avenir ne jouent aucun rôle, mais bien qu'ils doivent être réinterprétés à partir du présent. Cette capacité de vivre en bonne intelligence avec le passé est selon le penseur latin un trésor qui peut être enrichi et approfondi à mesure que l'on vieillit.

Ces dernières années, une grande attention a été accordée en psychologie à la pleine conscience, ou *mindfulness*, une approche axée sur la méditation visant à augmenter le bien-être émotionnel. La pleine conscience contient des éléments de sagesse orientale, mais la théorie de Sénèque à propos de la concentration sur le moment présent y transparaît également. Elle consiste à fixer son attention sur les impressions sensibles et le flux des pensées. Le fait d'avoir une attitude ouverte, de ne pas juger immédiatement les événements, mais d'observer en quelque sorte à distance est également important. Certains adoptent spontanément cette attitude ; ils gèrent généralement mieux leurs émotions et celles des autres et sont moins sujets à la dépression que ceux qui n'ont pas ce talent. Lors d'une enquête effectuée en collaboration avec des collègues du centre NeuroImaging de Groningue, nous avons observé l'activité cérébrale d'étudiants qui obtenaient des résultats bons ou moins bons à un questionnaire sur l'usage régulier d'une attitude consciente, attentive, dans la vie quotidienne. Chez les participants cultivant cette attitude (*mindfull attitude*), nous avons relevé que quand ils s'efforçaient de réduire des sentiments négatifs, leur cortex préfrontal était plus actif, tandis que l'amygdale l'était justement moins. Ces sentiments étaient suscités par des photographies de situations désagréables, par exemple une jambe avec une blessure ouverte. Une zone située au centre du cortex préfrontal, importante pour la perception consciente des sentiments, était également plus active. Le schéma de l'activité cérébrale montre donc que les émotions sont à la fois autorisées et gardées sous contrôle. Peut-être est-ce la meilleure façon de les gérer : il ne faut ni les laisser prendre le dessus (activité exclusive de l'amygdale, pas d'activité préfrontale), ni les réprimer purement et simplement (activation d'une région située à la périphérie du cortex préfrontal), mais rester ouvert aux sentiments sans en perdre le contrôle.

Si vous n'adoptez pas spontanément l'attitude de pleine conscience, vous pouvez vous y exercer. L'approche est utilisée dans les thérapies luttant contre la dépression, mais les personnes sans problèmes psychologiques peuvent aussi suivre des entraînements. On y apprend à regarder sans préjugés les situations dans lesquelles on se trouve, à vivre plus consciemment les sensations quotidiennes et à accepter les événements. Cela permet de devenir plus résistant au stress psychique. Autre avantage, cela améliore la flexibilité mentale et la capacité de passer d'une manière de penser à l'autre, ce qui est bien utile dans la vie quotidienne. La flexibilité mentale se réduisant en vieillissant, la pleine conscience pourrait compenser partiellement ce déclin. Des recherches portant sur des personnes âgées ont également montré qu'elle favorisait une attitude positive à l'égard vieillissement.

La pleine conscience aide à gérer les émotions désagréables et les expériences négatives. Il est également important d'être centré sur les expériences satisfaisantes, d'être attentif aux choses positives de notre vie. Les personnes âgées semblent s'orienter davantage vers cette attitude que les jeunes. Certaines expériences montrent aussi qu'elles regardent plus attentivement la photographie d'un visage heureux, par exemple, que celle d'un visage à l'expression triste ou apeurée. On a récemment découvert qu'une zone située dans le cortex préfrontal, impliquée dans la régulation des émotions, était plus active à la vue de visages heureux chez les personnes âgées émotionnellement stables que chez les jeunes et les seniors moins stables (encourant par là un risque accru de dépression[3]). Les chercheurs pensent que cette capacité à prêter attention aux informations positives présentes autour de nous peut être exercée et améliorer le bien-être des personnes âgées. Ce type d'entraînement pourrait notamment être profitable à des personnes plus exposées aux risques de dépression parce qu'émotionnellement instables (rapidement hors d'elles, souvent sombres ou irritées).

Le plan en cinq points

Notre cerveau subit en vieillissant des changements qui nous concernent tous tôt ou tard. Certains nous limitent dans nos activités, au même titre que les handicaps physiques qui peuvent survenir durant la vieillesse. Dans ce livre, nous avons vu que la concentration, la mémoire et la flexibilité face à l'information neuve diminuaient. Ce déclin explique dans une large mesure le ralentissement de la pensée et des perceptions. La matière grise du cerveau se raréfie à la suite de l'atrophie des neurones, la matière blanche, quant à elle, se détériore, influant sur la rapidité de transmission des influx entre neurones. Lorsque la mémoire d'une personne décline sérieusement, y compris de l'avis de ceux qui vivent avec elle, et que le fait est confirmé par un examen neuropsychologique, elle peut être atteinte de la maladie d'Alzheimer, qui provoque, contrairement au vieillissement normal, une forte détérioration du cerveau.

Vieillir n'est pourtant pas uniquement synonyme de déclin. Un cerveau âgé est aussi un cerveau expérimenté, qui peut si nécessaire chercher de nouvelles solutions. Lorsqu'un hémisphère commence à avoir des difficultés à gérer une grande quantité d'informations, l'autre vient à la rescousse. Nous avons vu qu'avec l'âge, d'importances facultés mentales, comme la prise de décisions complexes et la gestion des émotions, pouvaient s'améliorer. La sagesse augmente également. Dans notre culture occidentale, l'attention pour la sagesse a été éclipsée par le jeunisme. Il est temps de réévaluer les choses. Un style de vie actif accompagné d'une alimentation saine et d'un intérêt pour la spiritualité peuvent aider les personnes âgées à continuer à faire ce qu'elles aiment dans la vie.

Je terminerai par une dernière anecdote à propos d'une neurologue et de son propre cerveau vieillissant. Marian Diamond a été en 1960 la première femme à faire partie des dirigeants de l'université de Californie, à Berkeley. En 1974, elle a été nommée professeur au département d'anatomie. Pendant plusieurs décennies à la pointe de la recherche sur le cerveau, elle a eu l'honneur de disséquer celui d'Albert Einstein. Diamond a également développé un plan en cinq points permettant de conserver un cerveau en bon fonctionnement lorsque l'on vieillit : alimentation, mouvement, défis, nouveauté et amour. Par défis, elle désigne le fait d'entreprendre des activités qui ne sont pas faciles, qui exigent intelligence ou créativité. Elle conseille aussi de chercher de nouvelles stimulations, que ce soit en lisant quelque chose de différent de ce que l'on choisit d'habitude ou en découvrant de nouveaux endroits et de nouvelles personnes. Diamond s'en tient à ses propres conseils. Et cela lui réussit. À 81 ans, elle enseigne encore à l'université. Quand on lui demande quel est son défi, elle répond : « Chacun des étudiants que j'ai en face de moi. Ils viennent ici avec des questions et je suis supposée leur donner des réponses sensées. » Et qu'en est-il de la « nouveauté » ? Ses quatre petits-enfants, répond-elle. Elle ne cesse d'imaginer de nouvelles choses dans le but de stimuler leur esprit. Diamond est toutefois encline à penser que le principal point de son plan est le régime alimentaire.

Bien que je respecte sa sagesse, je ferai personnellement un autre choix. La force du cerveau des seniors, affirmons-nous dans cet ouvrage, réside dans l'intelligence des émotions et des situations sociales, fondée sur l'expérience de vie. Amour et empathie sont d'une grande importance pour un bon contact avec les autres, tout comme la solidarité avec ceux qui vous sont chers. Si vous avez un régime sain et êtes encore en bonne santé à votre quatre-vingtième anniversaire, mais que vous manquez de contacts sociaux, de liens familiaux et amicaux, vous serez tout de même seul. Alimentation, mouvement, défi et nouveauté, tous ces éléments comptent bien entendu. Mais au-dessus de tout, il y a l'amour.

L'essentiel des connaissances

- Nous ne nous résumons pas à notre cerveau, nous devenons ce que nous sommes à travers l'interaction avec notre environnement ; ce que nous mangeons, le lieu où nous vivons et les relations que nous entretenons sont déterminants pour la personne que nous sommes.
- C'est à Okinawa que vivent les personnes les plus âgées et les plus saines du monde. Elles ont un régime alimentaire pauvre en graisses saturées, en sel et en sucre.
- Se nourrir avec modération est un élément essentiel du régime favorable au cerveau : pas d'excès dans ce domaine.
- Boire suffisamment, si possible un litre et demi d'eau par jour, est également important.
- Il est prouvé que l'exercice physique est bon pour nos aptitudes mentales.
- La lecture est également excellente pour conserver un cerveau actif.
- Spiritualité, religion et pleine conscience ont une influence positive avérée sur la santé mentale.

Notes

« Tout va si vite »

1. Aldo Ciccolini (né le 15 août 1925) est un pianiste italo-français qui a entamé sa carrière à l'âge de 16 ans. Il donnait encore des concerts en 2014 et s'est produit au début de 2013 au théâtre des Champs-Élysées à Paris. Concernant le compte rendu dans *Trouw,* voir : Christo Lelie, « Aldo Ciccolini (85) virtuoos en onvergetelijk in Liszt », *Trouw,* 12 mai 2011.

2. Les exemples d'Aristote et de l'ichtyologue sont cités dans Salthouse, 2010.

Une humeur tranquille

1. Tiré de Sturrock (2010), traduction A. Aleman [trad. française A.-L. Vignaux].

2. Gerben van Kleef, *Op het gevoel,* Atlas Contact, 2012. Van Kleef démontre dans cet ouvrage que les émotions sont importantes pour comprendre les autres et faire valoir nos propres intérêts. Consciemment ou non, nous influençons en permanence les autres à travers nos émotions.

3. Pour en savoir plus sur le cortisol et les effets du stress sur le cerveau pendant le vieillissement, voir *Het vitale brein,* d'Eddy van der Zee (Uitgeverij Bert Bakker, 2012).

4. Ceci n'est pas une traduction littérale, mais une version paraphrasée des réponses des participants telles que publiées dans Grossmann e.a., 2010.

Cellules grises

1. Certains indices montrent aussi qu'un métabolisme plus faible a un effet positif sur le cerveau. Des scientifiques italiens ont découvert qu'un régime pauvre en calories favorisait le fonctionnement d'une substance appelée CREBI. Celle-ci joue un rôle dans le cerveau, notamment dans l'apprentissage et la mémorisation. Son activité décroît avec l'âge.

2. Une équipe de chercheurs dirigée par le professeur britannique I.J. Deary a analysé les cerveaux de 132 personnes de 74 ans (Penke e.a., 2010). La détérioration des voies de matière blanche s'accompagnait d'une diminution de la rapidité mentale, mais pas de la mémoire ou des fonctions exécutives. Les détériorations en question peuvent être mesurées avec une technique d'IRM particulière nommée *Diffusion Tensor Imaging* (DTI). Cette technique est basée sur le mouvement moléculaire des protons d'hydrogène. Comme ces protons se meuvent plutôt parallèlement aux structures axonales que perpendiculairement à celles-ci, le DTI permet aux chercheurs de cartographier le réseau de voies de matière blanche.

3. En l'occurrence des chémokines.

4. Ce modèle est également désigné par un acronyme : HAROLD, pour Hemispheric Asymmetry Reduction in Older Adults.

Perte de mémoire ou démence

1. B. Strauch, *The Secret Life of the Grown-up Brain.* L'auteur traite du développement du cerveau (et des aptitudes mentales) des personnes d'âge moyen, soit, selon elle, la tranche comprise entre 40 et 68 ans.

2. J'ai effectué cette analyse avec Shankar Tumati, chercheur au NeuroImaging Center du Centre médical universitaire de Groningue. La spectroscopie MR permet de mesurer les concentrations de certaines substances impliquées dans le métabolisme cérébral, appelées métabolites. Grâce à de légères différences dans la fréquence de résonance entre noyaux d'hydrogène ou groupes de noyaux d'hydrogène dans différentes molécules et à leur position dans celles-ci, chaque molécule peut être reconnue à son profil de pics caractéristique, appelé spectre. Comme le profil caractéristique de ces substances est connu, on peut en principe identifier chaque substance individuellement à partir du spectre total de la zone cérébrale étudiée. Le N-acétylaspartate (NAA) est une substance importante dont la concentration diminue en cas de MCI. Il apparaît dans les neurones sains, fonctionnels. Une diminution de sa concentration est considérée comme une preuve de détérioration des cellules cérébrales.

3. Récemment, une chercheuse de Groningue, Ellen Nollen, a découvert un gène favorisant les agrégats de protéines mal formées. Lorsque ce gène est éliminé, les agrégats se réduisent de 75 %. Le gène en question se nomme MOAG4. La recherche de Nollen a été effectuée sur de petits vers, *C. elegans*. Le pas vers l'homme et la mise au point de traitements éventuels de la maladie d'Alzheimer semble grand, et il faudra sans doute attendre longtemps pour que de telles découvertes se traduisent par des médicaments efficaces. Les gènes et les protéines en question peuvent être étudiés sur le *C. elegans*, l'avantage étant que le processus de vieillissement de cet animal, très rapide, ne dure que quelques semaines.

4. Il s'agit du PET-scan, PET signifiant *Positron Emission Tomography* (tomographie par émission de positrons). Le principe consiste à injecter un isotope radioactif dans le sang du patient ; la dégradation de cet isotope donne lieu à l'émission de signaux qui peuvent être observés au scanner. Les signaux apparaissent sur les récepteurs spécifiques du cerveau auxquels les isotopes se fixent. L'isotope appelé (11) C-PiB est sensible à l'accumulation de

béta-amyloïde. Cette protéine se déformant et s'agglutinant en cas d'Alzheimer, le C-PiB sert ici de marqueur.

5. Il s'agissait des valeurs de t-tau, Ass1–42 et p-tau181p, et des ratios t-tau : Ass1–42, et p-tau181p : Ass1–42.

6. Le lien entre des facteurs comme le taux de protéines dans le liquide céphalorachidien et les tests psychologiques a également été mis en évidence par une intéressante étude suédoise. Les chercheurs ont comparé 73 personnes souffrant de MCI avec des concentrations normales de protéines dans le liquide céphalorachidien et 73 souffrant également de MCI mais présentant des concentrations anormales. 50 personnes du même âge en bonne santé ont également pris part à l'étude. Les trois groupes ont été testés en détail concernant la rapidité de pensée, la perception de l'espace, le langage et les fonctions exécutives. Les patients MCI avec des concentrations anormales en protéines ont obtenu des résultats nettement inférieurs aux patients MCI avec des concentrations normales. Cela valait surtout pour la rapidité mentale et la mémoire. Cette découverte renforce l'idée selon laquelle les concentrations anormales de protéines dans le liquide céphalorachidien et de moindres prestations aux tests neuropsychologiques reflètent toutes deux l'effet de la maladie sur le cerveau.

7. Il s'agit dans les deux cas d'inhibiteurs d'acétylcholinestérase (favorisant la neurotransmission de l'acétylcholine) et d'antagonistes de récepteur NMDA (qui bloque l'effet du glutamate sur les cellules du cerveau).

8. A. Wiesman, « Laat vitale ouderen in de zorg werken », entretien avec Rudi Westendorp, *De Volkskrant*, 22 octobre 2011.

9. « Ronald Reagan's son : Alzheimer's seen during presidency », Reuters, 14 janvier 2011.

10. Olde Rikkert, M., M. Verbeek, F. Verhey, M. de Vugt, « De ziekte van Alzheimer bestaat niet », *NRC Handelsblad*, mercredi 11 avril 2012.

11. Certains indices indiquent que le Souvenaid (une marque de Nutricia), une boisson renfermant des vitamines et des acides gras bons pour le fonctionnement des neurones, pourrait améliorer la

mémoire chez les personnes souffrant de la maladie d'Alzheimer. Cela doit encore être confirmé par une enquête indépendante.

Le corps et l'esprit

1. Le seul fait de prescrire un médicament à un patient peut mener à une amélioration de ses symptômes. Celle-ci peut donc être indépendante de l'action du remède tout en lui étant attribuée à tort. L'effet placébo (amélioration en cas d'absorption de substance non active) est imputable aux attentes positives, qui sont le plus souvent inconscientes. Bien entendu, les participantes ignoraient si la poudre qu'elles ingéraient quotidiennement était la préparation au soja ou le placébo. Les chercheurs menant l'enquête n'étaient pas non plus au courant. Autrement dit, il s'agissait d'une enquête en double aveugle : ni les personnes testées ni celles qui les testaient ne savaient à quel groupe les premières appartenaient. C'est important car les personnes menant l'enquête peuvent elles aussi influencer inconsciemment les participantes si elles ont des attentes précises.

2. Dans ce cas, une collaboration entre les docteurs M.H. Emmelot-Vonk et H.J.J. Verhaar, des collègues du département gériatrique de l'hôpital universitaire d'Utrecht, et moi-même sous la direction du professeur Y.T. van der Schouw.

3. Le choix des tests neuropsychologiques a été fait en concertation avec Edward de Haan, professeur de neuropsychologie. Il a fourni un avis scientifique précieux auquel je n'aurais pas spontanément pensé. Personnellement, je ne considérais comme pertinents que les tests mesurant le déclin lié au vieillissement. Ils devaient permettre de voir s'il y avait ou non correspondance entre les résultats et les taux d'IGF. De Haan m'a toutefois expliqué que si l'on supposait que le lien entre fonctionnement mental et IGF était dû au déclin des deux suite au vieillissement, on ne tenait pas compte des fonctions mentales qui, elles, ne déclinaient pas avec l'âge. Nous avons en effet vu dans le premier chapitre que certaines fonctions, comme le vocabulaire, la compréhension de textes et la connaissance du monde, ne déclinaient pas. D'un point de vue scientifique, l'hypothèse est donc plus solidement vérifiée si l'on teste non

seulement la mémoire, la concentration et la flexibilité mentale (que l'on pourrait qualifier de non durables, du moins sous une forme intacte), mais aussi le vocabulaire, la lecture et la connaissance du monde (fonctions durables). On n'attend pas de lien avec l'IGF dans le second cas, on en attend un dans le premier. J'ai donc sélectionné huit tests : quatre portant sur des facultés sensibles au vieillissement et quatre sur des facultés non sensibles au vieillissement.

Produits et entraînements

1. I. Vriesema, « "Je moet jezelf blijven ontplooien" ; oudste promovendus van Nederland promoveert morgen in Nijmegen », *NRC Handelsblad*, 18 avril 2011.

2. *Attention-Deficit Hyperactivity Disorder*, ou trouble du déficit de l'attention avec hyperactivité (*NdT*).

3. Le Centre de nutrition donne des informations sur la vitamine B12 : http://www.voedingscentrum.nl/encyclopedie/vitamine-b12.aspx. Elle est nécessaire à la fabrication des globules rouges et au bon fonctionnement du système nerveux. On ne la trouve que dans les produits d'origine animale, comme le lait, les produits laitiers, la viande, la charcuterie, le poisson et les œufs. La vitamine B12 est parfois aussi nommée cobalamine. Les gens qui ne consomment pas du tout de produits d'origine animale, comme les végétaliens, sont très exposés aux carences. Les personnes âgées souffrant de gastrite atrophique et d'un déficit en facteur intrinsèque gastrique le sont également. Une carence en vitamine B12 mène à une forme d'anémie, nommée « anémie pernicieuse ». Elle peut aussi avoir des conséquences neurologiques, comme des fourmillements dans l'extrémité des doigts (ou paresthésie), la perte de mémoire, les troubles de la coordination (ou ataxie) et la faiblesse musculaire dans les jambes.

4. La Marmite est une marque britannique de pâte à tartiner (*NdT*).

5. Les substances actives de l'extrait de ginkgo sont les flavonoïdes et les terpènes ginkgolide et bilobalide.

6. « Intensief sporten houdt brein scherp », www.parool.nl, 29 avril 2011.

La raison vient avec les années

1. Cette formulation est une variante de la proposition de définition de Caroline Bassett, du Wisdom Institute : http://www.secondjourney.org/itin/09_Fall/Bassett_09Fall.htm

2. Proverbes, VIII, 1, 10 et 11 [traduction œcuménique de la Bible].

3. Job, XII, 12 [traduction œcuménique de la Bible].

4. Tiré de Poweel (2011).

5. Tiré de Sinnott (1998).

6. L'exemple de Harold et Hanneke a été emprunté avec quelques modifications à Erber (2010).

7. Voir René Kahn (*Onze hersenen*, ed., Balans, 2004).

Un cerveau optimal

1. Cité dans J. Burton-Jones, *Now and Forever: Reflections on the Later Years of Life*, 1997. Londres : Triangle.

2. http://www.guardian.co.uk/news/2000/may/19/guardianobituaries.religion

3. Cela paraît en contradiction avec les résultats d'enquête commentés dans le chapitre 2, où les personnes âgées ont au contraire moins d'activité cérébrale face à des stimuli positifs. Il y a toutefois deux grosses différences entre l'enquête du chapitre 2 et celle-ci : d'abord, les études concernent des zones différentes du cortex préfrontal (dans le chapitre 2, la périphérie du cortex préfrontal, et ici l'intérieur, ou cortex préfrontal médian et cortex cingulaire antérieur), ensuite, il s'agit ici de visages contents qui apparaissent comme stimuli de distraction sur l'écran pendant un exercice sollicitant la mémoire de travail. Les visages étant présentés à l'arrière-plan de l'exercice, ils n'attirent pas forcément l'attention. Le fait que les personnes âgées émotionnellement stables présentent davantage d'activité face à ces stimuli d'arrière-plan dans une zone cérébrale qui contrôle notre attention pourrait indiquer qu'elles sont plus attentives aux stimuli positifs.

Bibliographie

Général

Craik, F. I. M., Salthouse, T. A. (ed.), *Handbook of Aging and Cognition*, New York, Psychology Press: 1-54, 2010, 3e édition.

Depp, C. A., Jeste, D. V. (ed.), *Successful Cognitive and Emotional Aging*, Washington, American Psychiatric Publishing, 2010.

Salthouse, T. A., *Major Issues in Cognitive Aging*, Oxford, Oxford University Press, 2010.

Avant-propos

NRC Handelsblad, 16 et 17 juin 2012, rubrique “Het laatste woord”.

« Tout va si vite »

Bunce, D., Macready, A., “Processing Speed, Executive Function, and Age Differences in Remembering and Knowing”, *Quarterly Journal of Experimental Psychology*, 58: 155-68, 2005.

Cragg, L., Nation, K., "Self-ordered pointing as a test of working memory in typically developing children", *Memory*, 15(5): 526-535, 2007.

Helmuth, L., "Aging. The Wisdom of the Wizened", *Science*, 299: 1300-1302, 2003.

Holahan, C. K., Holahan, C. J., Velasquez, K. E., North, R. J, "Longitudinal Change in Happiness during Aging: The Predictive Role of Positive Expectancies", *International Journal of Aging and Human Development*, 66(3): 229-241, 2008.

Hsu, L. M., Chung, J., Langer, E. J, "The Influence of Agerelated Cues on Health and Longevity", *Perspectives on Psychological Science*, 5: 632-648, 2010.

Kotter-Gruhn, D., Kleinspehn-Ammerlahn, A., Gerstorf, D., Smith, J., "Self-perceptions of Aging Predict Mortality and Change with Approaching Death: 16-year Longitudinal Results from the Berlin Aging Study", *Psychology and Aging*, 24: 654-667, 2009.

Levy, B., Lange, E., "Aging Free From Negative Stereotypes: Successful Memory in China and Among the American Deaf", *Journal of Personality and Social Psychology*, 66 (6): 989-997, 1994.

Levy, B. R., Slade, M. D., Kunkel, S. R., Kasl, S. V., "Longevity Increased by Positive Self-perceptions of Aging", *Journal of Personality and Social Psychology*, 83: 261-270, 2002.

Magalhães, S. S., Hamdan, A. C., "The Rey Auditory Verbal Learning Test: Normative Data for the Brazilian Population and Analysis of the Influence of Demographic Variables", *Psychology & Neuroscience*, 3 (1): 85-91, 2010.

McDaniel, M. A., Einstein, G. O., Jacoby, L. L., "New Considerations in Aging and Memory", In: Craik, F. I. M., Salthouse, T. A. (ed.), *The Handbook of Aging and Cognition.* New York, Psychology Press: 251-310, 2008.

Salthouse, T. A., *Major Issues in Cognitive Aging*, New York, Oxford University Press, 2010.

Salthouse, T. A., "Does the Level at which Cognitive Change Occurs Change with Age ?", *Psychol Sci.*, 23 (1): 18-23, 2012.

Salthouse, T. A., Pink, J. E., Tucker-Drob, E. M., "Contextual analysis of fluid intelligence", *Intelligence*, 36(5): 464-486, 2008.

Spreen, O., Strauss, E., *A Compendium of Neuropsychological Tests: Administration, Norms, and Commentary*, New York, Oxford University Press, 1998, 2e édition.

Thomese, F., Bergsma, A., "Van oude mensen en dingen die nog komen", *Geron*, 10 (3): 60-63, 2008.

Tombaugh, T. N., Faulkner, P., Hubley, A. M., "Effects of Age on the Rey-Osterrieth and Taylor Complex Figures: Test-Retest Data Using an Intentional Learning Paradigm", *Journal of Clinical and Experimental Neuropsychology*, 14 (5): 647-61, 1992.

"Web weaving skills provide clues to aging", Phys.org, juin 2011 : http://www.physorg.com/news/2011-07-web-skills-clues-aging.html

Xu, J., Roberts, R. E., "The Power of Positive Emotions: It's a Matter of Life or Death – Subjective Well-Being and Longevity over 28 years in a General Population", *Health Psychol*, 29 (1): 9-19, 2010.

Une humeur tranquille

Anecdote Henk Spaan : Arno Kantelberg in *de Volkskrant* du 28 décembre 2011

Almeida, D. M., Horn, M. C., "Is Daily Life More Stressful During Middle Adulthood ?", *in* Brim, O. G., Ryff, C. D., Kessler, R. C. (ed.), *How Healthy are We ? A National Study of Well-Being at Midlife*, Chicago, University of Chicago Press, 425-451, 2004.

Ayuso-Mateos, J. L., Vazquez-Barquero, J. L., Dowrick, C., *e.a.*, "Depressive Disorders in Europe: Prevalence Figures from the ODIN Study", *British Journal of Psychiatry*, 179: 308-316, 2001.

Beekman, A. T. F., "Neuropathological Correlates of Late-Life Depression", *Expert Reviews in Neurotherapeutics*, 11: 947-949, 2011.

Berk, L. E., *Development Through the Lifespan* (fourth edition), Boston, Pearson/Allyn and Bacon, 2007.

Brassen, S., Gamer, M., Buchel, C., "Anterior Cingulate Activation is Related to a Positivity Bias and Emotional Stability in Successful Aging", *Biology Psychiatry*, 70 (2): 131-137, 2011.

Charles, S. T., Carstensen, L. J., "Social and Emotional Aging", *Annual Review of Psychology*, 61: 383-409, 2009.

Charles S. T., Horwitz, B. N., "Positive Emotions and Health", *in* Depp, C. A., Jeste, D. V. (red.), *Successful Cognitive and Emotional Aging*, Washington, American Psychiatric Publishing, 2010.

Erber, J. T., *Aging and older adulthood*, Oxford, Wiley-Blackwell, 2010.

Gross, J. J., Carstensen, L. L. Pasupathi, M., Tsai, J., Skorpen, C. G., Hsu, A. Y. C., "Emotion and Aging: Experience, Expression, and Control", *Psychology and Aging*, 12 (4): 590-599, 1997.

Grossmann, I., Na, J., Varnum, M. E., Park, D. C., Kitayama, S., Nisbett R. E., "Reasoning About Social Conflicts Improves into Old Age", *Proceedings of the National Academy of Sciences of the USA*, 107 (16): 7246-7250, 2010.

Nashiro, K., Sakaki, M., Mather, M., "Age Differences in Brain Activity during Emotion Processing: Reflections of Age-Related Decline or Increased Emotion Regulation ?", *Gerontology*, 58(2): 156-163, 2012.

Scheibe, S., Carstensen, L. L., "Emotional Aging: Recent Findings and Future Trends", *Journal of Gerontology, Series B*, 65B, issue 2: 135-144, 2010.

Sharot, T., Riccardi, A. M., Raio, C. M., Phelps, E. A., "Neural Mechanisms Mediating Optimism Bias", *Nature*, 450 (7166): 102-105, 2007.

Sturrock, D., *Storyteller. The Authorized Biography of Roald Dahl*, New York, Simon & Schuster, 2010.

Urry, H. L., Gross, J. J., "Emotion Regulation in Older Age. Current Directions", *Psychological Science*, 19: 352-357, 2010.

Williams, L. M., Brown, K. J., Palmer, D., Liddell, B. J., Kemp, A. H., Olivieri, G., Peduto, A., Gordon, E., "The Mellow Years ? Neural Basis of Improving Emotional Stability over Age", *The Journal of Neuroscience*, 26 (24): 6422-6430, 2006.

Cellules grises

Burgmans, S., Gronenschild, E. H., Fandakova, Y., Shing, Y. L., van Boxtel, M. P. Vuurman, E. F., Uylings, H. B, Jolles, J., Raz, N., "Age Differences in Speed of Processing are Partially Mediated by Differences in Axonal Integrity", *NeuroImage*, 55 (3): 1287-1297, 2011.

Cabeza, R., Daselaar, S. M., Dolcos, F., Prince, S. E., Budde, M., Nyberg, L., "Task-independent and task-specific age effects on brain activity during working memory, visual attention and episodic retrieval", *Cereb Cortex*, 14: 364-375, 2004.

Craik, F. I. M., Salthouse, T. A. (ed.), *Handbook of Aging and Cognition*, New York, Psychology Press, vol. 4 (Brain Reserve Hypothesis), 2010, 3e édition.

Davis, S. W., Dennis, N. A., Daselaar, S. M., Fleck, M. S., Cabeza R., "Que pasa? The Posterior-Anterior Shift in Aging", *Cerebral Cortex*, 18, issue 5: 1201-1209, 2008.

Dennis, N. A., Cabeza, R., "Neuroimaging of Healthy Cognitive Aging", 2008, *in* Craik, F. I. M., Salthouse, T. A. (ed.), *Handbook of Aging and Cognition*, New York, Psychology Press: 1-54, 2010, 3e édition.

Dumas, J. A., Newhouse, P. A., "The Cholinergic Hypothesis of Cognitive Aging Revisited Again: Cholinergic Functional Compensation", *Pharmacology Biochemistry and Behavior*, 99 (2): 254-261, 2011.

Fotenos, A. F., Mintun, M. A., Snyder, A. Z., Morris, J. C., Buckner, R. L., "Brain volume decline in aging: evidence for a relation between socioeconomic status, preclinical Alzheimer disease, and reserve", *Arch Neurol*, 65(1): 113-120, 2008.

Fusco, S., Ripoli, C., Podda, M. V., *e.a.*, "A Role for Neuronal camp Responsive-Element Binding (CREB)-1 in Brain Responses to Calorie Restriction", *Proceedings of the National Academy of Sciences of the USA*, 109 (2): 621-626, 2012.

Galvan, V., Jin, K., "Neurogenesis in the Aging Brain", *Clinical Interventions in Aging*, 2 (4): 605-610, 2007.

Guttman, M., "The Aging Brain", *USC Health Magazine*, Spring, 2001.

Penke, L., Muñoz Maniega, S., Murray, C., Gow, A. J., Valdèz Hernández, M. C., Clayden, J. D., Starr, J. M., Wardlaw, J. M., Bastin, M. E., Deary, I. J., "A General Factor of Brain White Matter Integrity Predicts Information Processing Speed in Healthy Older People", *The Journal of Neuroscience*, 30 (22): 7569-7574, 2010.

Resnick, S. M., Pham, D. L., Kraut, M. A., Zonderman, A. B., Davatzikos, C., "Longitudinal Magnetic Resonance Imaging Studies of Older Adults: a Shrinking Brain", *The Journal of Neuroscience*, 23 (8): 3295-3301, 2003.

Resnick, S. M., Sojkova, J., Zhou, Y., An, Y., Ye, W., Holt, D. P., Dannals, R. F., Mathis, C. A., Klunk, W. E., Ferrucci, L., Kraut, M. A., Wong, D. F., "Longitudinal cognitive decline is associated with fibrillar amyloid-beta measured by [11C]PiB", *Neurology*, 74 (10): 807-815, 2010.

Salthouse, T. A., "Neuroanatomical Substrates of Age-Related Cognitive Decline", *Psychological Bulletin*, 137: 753-784, 2011.

Shors, T. J., Miesegaes, G., Beylin, A., Zhao, M., Rydel, T., Gould, E., "Neurogenesis in the Adult is Involved in the Formation of Trace Memories", *Nature*, 410 (6826): 372-376, 2001. Erratum in: *Nature*, 414 (6866): 938, 2001.

Sowell, E. R, Thompson, P. M., Toga, A. W., "Mapping Changes in the Human Cortex Throughout the Span of Life", *Neuroscientist,* 10: 372-392, 2004.

Villeda, S. A., Luo, J., Mosher, K. I., *e.a.*, "The Ageing Systemic Milieu Negatively Regulates Neurogenesis and Cognitive Function", *Nature,* 477 (7362): 90-94, 2011.

Perte de mémoire ou démence

Conseils en cas de MCI : *Mayoclinic.com.*

Baker, L. D., Frank, L. L., Foster-Schubert, K., *e.a.*, "Effects of Aerobic Exercise on Mild Cognitive Impairment: A Controlled Trial", *Arch Neurol,* 67 (1): 71-79, 2010.

Belleville, S., "Cognitive Training for Persons with Mild Cognitive Impairment", *International Psychogeriatrics,* 20: 57-66, 2008.

Binnewijzend, M. A., Schoonheim, M. M., Sanz-Arigita, E., Wink, A. M., van der Flier, W. M., Tolboom, N., Adriaanse, S. M., Damoiseaux, J. S., Scheltens, P., van Berckel, B. N., Barkhof, F., "Resting-state fmri changes in Alzheimer's disease and mild cognitive impairment", *Neurobiology of Aging,* Sept: 33(9): 2018-2028, 2012.

Lettre de Reagan sur Alzheimer : source Wikipédia.

Buschert, V., Bokde, A. L., Hampel, H., "Cognitive Intervention in Alzheimer Disease", *Nature Reviews Neurology,* 6 (9): 508-517, 2010.

Carlson, M. C., Erickson, K. I., Kramer, A. F., *e.a.*, "Evidence for Neurocognitive Plasticity in At-Risk Older Adults: The Experience Corps Program", *The Journals of Gerontology Series A: Biological Sciences and Medical Sciences,* 64 (12):1275-1282, 2009.

Cherbuin, N., Sachdev, P., Anstey, K.J., "Neuropsychological Predictors of Transition from Healthy Cognitive Aging to Mild Cognitive Impairment: The path Through Life Study", *The American Journal of Geriatric Psychiatry,* 18 (8): 723-733, 2010.

Costafreda, S. G., Dinov, I. D., Tu, Z., *e.a.*, "Automated Hippocampal Shape Analysis Predicts the Onset of Dementia in Mild Cognitive Impairment", *NeuroImage*, 56 (1): 212-219, 2011.

Cui, Y., Liu, B., Luo, S., *e.a.*, "Identification of Conversion from Mild Cognitive Impairment to Alzheimer's Disease Using Multivariate Predictors", *PLoS one*, 6 (7): e21896 [Epub].

Erk, S., Spottke, A., Meisen, A., *e.a.*, "Evidence of Neuronal Compensation During Episodic Memory in Subjective Memory Impairment", *Archives of General Psychiatry*, 68 (8): 845-852, 2011.

Ferreira, L. K., Diniz, B. S. Forlenza, O. V., *e.a.*, "Neurostructural Predictors of Alzheimer's Disease: A Meta-Analysis of vbm Studies", *Neurobiology of Aging*, 32 (10): 1733-1741, 2011.

Gates, N. J., Sachdev, P. S., Fiatarone Singh, M. A., Valenzuela, M., "Cognitive and Memory Training in Adults at Risk of Dementia: A Systematic Review", *BMC Geriatrics*, 11: 55, 2011.

Geda, Y. E., Topazian, H. M., Lewis, R. A., *e.a.*, "Engaging in Cognitive activities, Aging, and Mild Cognitive Impairment: A Population-Based Study", *The Journal of Neuropsychiatry and Clinical Neurosciences*, 23 (2): 149-54, 2011.

Li, H., Li, J., Li, N., Li, B., *e.a.*, "Cognitive Intervention for Persons with Mild Cognitive Impairment: A Meta-Analysis", *Ageing Research Reviews*, 10 (2): 285-296, 2011.

Olde Rikkert, M., Verbeek, M., Verhey, F., De Vugt, M., "De ziekte van Alzheimer bestaat niet", *NRC Handelsblad*, 11 avril 2012.

Yankner, B. A., Lu, T., Loerch, P., "The Aging Brain", *Annual Review of Pathology*, 3: 41-66, 2008.

Le corps et l'esprit

Aleman, A., Torres-Alemán, I., "Circulating insulin-like growth factor I and cognitive function: neuromodulation throughout the lifespan", *Progress in Neurobiology*, 89(3): 256-265, 2009.

Aleman, A., Verhaar, H. J., de Haan, E. H., de Vries, W. R., Samson, M. M., Drent, M. L., van der Veen, E. A., Koppeschaar, H. P, "Insulin-like growth factor-1 and cognitive function in healthy older men", *Journal of Clinical Endocrinology and Metabolism*, Feb, 84(2): 471-475, 1999.

Ayers, B., Forshaw, M., Hunter M. S., "The impact of attidues towards the menopause on women's symptom experience: a systematic review", *Maturitas*, Jan: 65(1): 28-36, 2010.

Dik, M. G., Pluijm, S. M., Jonker, C., Deeg, D. J., Lomecky, M. Z., Lips, P., "Insulin-like growth factor I (IGF-I) and cognitive decline in older persons", *Neurobiology of Aging*, Jul-Aug: 24(4): 573-81. Erratum in: *Neurobiology of Aging*, 2004, Feb: 25(2): 271, 2003.

Dumas, J. A., Kutz, A. M., Naylor, M. R., Johnson, J. V, Newhouse, P. A., "Increased memory load-related frontal activation after estradiol treatment in postmenopausal women", *Hormones and Behavior*, Nov: 58(5): 929-35, 2010.

Emmelot-Vonk, M. H., Verhaar, H. J., Nakhai Pour, H. R., Aleman, A., Lock, T. M., Bosch, J. L., Grobbee, D. E, van der Schouw, Y. T, "Effect of testosterone supplementation on functional mobility, cognition, and other parameters in older men: a randomized controlled trial", *JAMA*, Jan 2: 299(1): 39-52, 2008.

Foster, T. C., "Role of estrogen receptor alpha and beta expression and signaling on cognitive function during aging", *Hippocampus*, Apr: 22(4): 656-69, 2012.

Hogervorst, E., Bandelow, S., "Sex steroids to maintain cognitive function in women after the menopause: a meta-analysis of treatment trials", *Maturitas*, 66(1): 56-71, 2010.

Holland, J., Bandelow, S., Hogervorst, E., "Testosterone levels and cognition in elderly men: a review", *Maturitas*, Aug ; 69(4): 322-337, 2011.

Kreijkamp-Kaspers, S., Kok, L., Grobbee, D. E., de Haan, E. H., Aleman, A., van der Schouw, Y. T., "Dietary phytoestrogen intake and cognitive function in older women", *The Journals of Gerontology Series A: Biological Sciences and Medical Sciences*, May: 62(5): 556-562, 2007.

Kreijkamp-Kaspers, S., Diederick, L. Kok, Grobbee, D. E., de Haan, E. H. F, Aleman, A., Lampe, J. W., van der Schouw, Y. T., "Effects of soy protein containing isoflavones on cognitive function, bone mineral density and plasma lipids in postmenopausal women: a randomized trial", *JAMA*, Jul 7: 292(1): 65-74, 2004.

Leon-Carrion, J., Martin-Rodriguez, J. F., Madrazo-Atutxa, A., Soto-Moreno, A., Venegas-Moreno, E., Torres-Vela, E., Benito-López, P., Galvez, M. A., Tinahones, F. J., Leal-Cerro, A., "Evidence of cognitive and neurophysiological impairment in patients with untreated naive acromegaly", *Journal of Clinical Endocrinology and Metabolism*, Sep: 95(9): 4367-4379, 2010.

Melby, M. K., Lock, M., Kaufert, P., "Culture and symptom reporting at menopause", *Human Reproduction Update*, Sep-Oct: 11(5): 495-512, 2005.

Muller, M., Aleman, A., Grobbee, D. E., de Haan, E. H., van der Schouw, Y. T., "Endogenous sex hormone levels and cognitive function in aging men: is there an optimal level ?", *Neurology*, Mar 8: 64(5): 866-871, 2005.

Shepard, R. N., Metzler, J., "Mental rotation of three-dimensional objects", *Science*, 171, 701-703, 1971.

Produits et entraînements

Aleman, A., *Natuurlijk beter ; natuurlijke middelen voor neerslachtigheid, nervositeit, vergeetachtigheid en slapeloosheid*, Houten, Den Hertog, 2004.

Basak, C., Boot, W. R. Voss, M. W., Kramer, A. F., "Can training in a real-time strategy video game attenuate cognitive decline in older adults ?", *Psychology and Aging*, 23: 765-777, 2008.

Erickson, K. I., Voss, M. W., Prakash, R. S., Basak, C., Szabo, A., Chaddock, L., Kim, J. S., Heo, S., Alves, H., White, S. M., Wojcicki, T. R., Mailey, E., Vieira, V. J., Martin, S. A, Pence, B. D., Woods, J. A., McAuley, E., Kramer, A.F., "Exercise training increases size of hippocampus and improves memory", *Proceedings of the National Academy of Sciences of the USA,* Feb 15: 108(7): 3017-3022, 2011.

Angevaren, M., Aufdemkampe, G., Verhaar, H. J., Aleman, A., Vanhees, L., "Physical activity and enhanced fitness to improve cognitive function in older people without known cognitive impairment", *Cochrane Database of Systematic Reviews,* Apr 16: (2): cd005381, 43, 2008.

Citation de Cicéron, *in* Dohmen, J., Baars, J. (ed.), *De kunst van het ouder worden. De grote filosofen over ouderdom,* Amsterdam, Ambo, 2010, 2e édition, p. 62.

Citation de Jésus Ben Sira, repris dans Alexander, P., Alexander, D. (ed.), *Handboek bij de bijbel,* Kampen, Kok, 2009, chapitre 38, premiers vers.

Colcombe, S. J., Erickson, K. I., Scalf, P. E., Kim, J. S., Prakash, R., McAuley, E., Elavsky, S., Marquez, D. X., Hu, L., Kramer, A. F., "Aerobic exercise training increases brain volume in aging humans", *The Journals of Gerontology Series A: Biological Sciences and Medical Sciences,* Nov: 61(11): 1166-1170, 2006.

Fernández-Prado, Conlon, S., Mayán-Santos, J. M., Gandoy-Crego, M., "The influence of a cognitive stimulation program on the quality of life perception among the elderly", *Arch Gerontol Geriatr,* Jan: 54(1): 181-184, 2012.

Durga, J., van Boxtel, M. P., Schouten, E. G., Kok, F. J., Jolles, J., Katan, M. B., Verhoef, P., "Effect of 3-year folic acid supplementation on cognitive function in older adults in the facit trial: a randomised, double blind, controlled trial", *Lancet,* Jan 20: 369(9557): 208-216, 2007.

FitzGerald, D. B, Crucian, G. P., Mielke, J. B., Shenal, B. V., Burks, D., Womack, K. B., Ghacibeh, G., Drago, V., Foster, P. S., Valenstein, E., Heilman, K. M, "Effects of donepezil on verbal memory after semantic processing in healthy older adults", *Cognitive and Behavioral Neurology*, Jun: 21(2): 57-64, 2008.

Gao, Q., Niti, M., Feng, L., Yap, K. B., Ng, T.P., "Omega-3 polyunsaturated fatty acid supplements and cognitive decline: Singapore Longitudinal Aging Studies", *The Journal of Nutrition Health and Aging*, Jan: 15(1): 32-35, 2011.

Gross, A. L., Rebok, G. W., "Memory training and strategy use in older adults: results from the active study", *Psychology and Aging*, Sep: 26(3): 503-517, 2011.

Hanna-Pladdy, B.: voir http://www.emory.edu/EMORY_REPORT/stories/2011/04/research_musical_activity_aging_brain.html

Hindin, S. B., Zelinski, E. M., "Extended practice and aerobic exercise interventions benefit untrained cognitive outcomes in older adults: a meta-analysis", *Journal of American Geriatrics Society*, Jan: 60(1): 136-141, 2012.

Hornung, O. P., Regen, F., Danker-Hopfe, H., Schredl, M., Heuser, I., "The relationship between rem sleep and memory consolidation in old age and effects of cholinergic medication", *Biological Psychiatry*, Mar: 15; 61(6): 750-757, 2007.

Lövdén, M., Bodammer, N. C., Kühn, S., Kaufmann, J., Schütze, H., Tempelmann, C., Heinze, H. J., Düzel, E., Schmiedek, F., Lindenberger, U., "Experience-dependent plasticity of white-matter microstructure extends into old age", *Neuropsychologia*, Nov: 48(13): 3878-3883, 2010.

Lustig, C., Shah, P., Seidler, R., Reuter-Lorenz, P.A., "Aging, training, and the brain: a review and future directions", *Neuropsychology Review*, 19(4): 504-522, 2009.

Mozaffarian, D., Wu., J. H., "Omega-3 fatty acids and cardiovascular disease: effects on risk factors, molecular pathways, and clinical events", *Journal of the American College of Cardiology*, Nov 8: 58(20): 2047-2067, 2011.

Mozolic, J. L., Hayasaka, S., Laurienti, P. J., "A cognitive training intervention increases resting cerebral blood flow in healthy older adults", *Frontiers in Human Neuroscience*, Mar 12: 4:16, 2010.

Parker, S., Garry, M., Einstein, G. O., McDaniel, M. A., "A sham drug improves a demanding prospective memory task", *Memory*, Aug: 19(6): 606-612, 2011.

Rapoport, M. J., Weaver, B. Kiss, A. Zucchero Sarracini, C. Moller, H., Herrmann, N., Lanctot, K., Murray, B., Bédard, M., "The effects of donepezil on computer-simulated driving ability among healthy older adults: a pilot study", *Journal of Clinical Psychopharmacology*, Oct: 31(5): 587-592, 2011.

Silberstein, R. B., Pipingas, A., Song, J., Camfield, D. A., Nathan, P. J., Stough, C., "Examining brain-cognition effects of ginkgo biloba extract: brain activation in the left temporal and left prefrontal cortex in an object working memory task", *Evidence-Based Complementary and Alternative Medicine*, 2011 : 164139, Epub 2011 Aug 18, 2011.

Singh-Manoux, A., Kivimaki, M., Glymour, M. M., Elbaz, A., Berr, C., Ebmeier, K.P., Ferrie, J.E., Dugravot, A., "Timing of onset of cognitive decline: results from Whitehall II prospective cohort study", *BMJ*, Jan 5 ; 344 : d7622, 2011.

Smith, A. D., Refsum, H., "Vitamin B-12 and cognition in the elderly", *The American Journal of Clinical Nutrition*, Feb: 89(2): 707S-711S, 2009.

Turner, D. C., Clark, L., Dowson, J., Robbins, T. W., Sahakian, B. J., "Modafinil improves cognition and response inhibition in adult attention-deficit/hyperactivity disorder", *Biological Psychiatry*, May 15: 55(10): 1031-1040, 2004.

Turner, D. C., Clark, L., Pomarol-Clotet, E., McKenna, P., Robbins, T. W., Sahakian, B. J., "Modafinil improves cognition and attentional set shifting in patients with chronic schizophrenia", *Neuropsychopharmacology*, Jul: 29(7): 1363-1373, 2004.

Turner, D. C., Robbins, T. W., Clark, L., Aron, A. R., Dowson, J., Sahakian, B. J., "Cognitive enhancing effects of modafinil in healthy volunteers", *Psychopharmacology*, Jan: 165(3): 260-269, 2003.

Wan, C. Y., Schlaug, G., "Music making as a tool for promoting brain plasticity across the life span", *Neuroscientist*, Oct: 16(5): 566-577, 2010.

La raison vient avec les années

Ardelt, M., Hunhui Oh, M. S. W., "Wisdom", *in* Depp, C. A., Jeste, D. V. (ed.), *Successful cognitive and emotional aging*, Washington, American Psychiatric Association, 2010.

Cato, M. A., Delis, D. C., Abildskov, T. J., Bigler, E., "Assessing the elusive cognitive deficits associated with ventromedial prefrontal damage: a case of a modern-day Phineas Gage", *Journal of the International Neuropsychological Society*, 10: 453-465, 2004.

CBSNews, "Kofi Annan takes over Kenya mediation": http://www.cbsnews.com/2100-202_162-3695650.html

Cohen, G. D., *The Mature Mind: The Positive Power of the Aging Brain*, New York, Basic Books, 2005.

Collins, N., "Wisdom comes with age, study shows", *Telegraph*, 24 Aug 2011.

Cozolino, L. J., *The Healthy Aging Brain: Sustaining Attachment, Attaining Wisdom*, New York, Norton & Company, 2008.

Eppinger, B., Kray, J., Mock, B., Mecklinger, A., "Better or worse than expected ? Aging, learning, and the ern", *Neuropsychologia*, Jan: 46(2), 521-539, 2008.

Gluck, J., Bluck, S., "Laypeople's conception of wisdom and its development: cognitive and integrative views", *The Journals of*

Gerontology Series B: Psychological Sciences and Social Sciences, May ; 66(3): 321-324, 2011.

Goldberg, E., *De wijsheidparadox ; hoe het verstand groeit terwijl de hersenen ouder worden.* Amsterdam, Wereldbibliotheek, 2007.

Helmuth, L., "Aging. The wisdom of the wizened", *Science*, Feb 28: 299(5611): 1300-1302, 2003.

Jeste, D. V., Harris, J. C., "Wisdom--a neuroscience perspective", *JAMA*, Oct 13: 304(14): 1602-1603, 2010.

Meeks, T. W., Jeste, D. V., "Neurobiology of wisdom ; a literature overview", *Archives of General Psychiatry*, Apr: 66(4): 355-365, 2009.

Powell, D. H., *The aging intellect*, New York, Routledge, 2011.

Sinnott, J. D., *The development of logic in adulthood*, New York, Plenum Press, 1998.

Smith, J., Baltes, P. B., "Wisdom-related knowledge: age/cohort differences in response to life-planning problems", *Developmental Psychology*, May: 26(3): 494-505, 1990.

Staudinger, U. M., Glück, J., "Psychological wisdom research: commonalities and differences in a growing field", *Annual Review of Psychology*, 62: 215-241, 2011.

Sternberg, R. J., Jordan, J. (ed.), *A Handbook of Wisdom: Psychological Perspectives.* Cambridge, Cambridge University Press, 2005.

Un cerveau optimal

Baars, J., "Over levenskunst bij Seneca": http://www.janbaars.nl/080315-lezing-hovo.php

Blazer, D. G., Meador, K. G., "The role of spirituality in healthy aging" *in* Depp, C. A., Jeste, D. V. (ed.), *Successful cognitive and emotional aging*, Washington, American Psychiatric Association, 2010.

Brassen, S., Gamer, M., Büchel C., "Anterior cingulated activation is related to a positivity bias and emotional stability in successful aging", *Biological Psychiatry*, Jul 15: 70(2): 131-137, 2011.

Depp, C. A., Harmell, A., Vahia, I. V., "Successful cognitive aging", *Current Topics in Behavioral Neuroscience*, 2012.

Diamond, M.: http://www.sharpbrains.com/blog/2007/11/05/marian-diamond-on-the-brain/

Farrell, M. J., Zamarripa, F., Shade, R., Phillips, P. A., McKinley, M., Fox, P. T., Blair-West, J., Denton, D. A., Egan, G. F., "Effect of aging on regional cerebral blood flow responses associated with osmotic thirst and its satiation by water drinking: a pet study", *Proceedings of the National Academy of Sciences of the USA*, Jan 8:105(1): 382-387, 2008.

Gallucci, M., Antuono, P., Ongaro, F., Forloni, P. L., Albani, D., Amici, G. P., Regini, C., "Physical activity, socialization and reading in the elderly over the age of seventy: what is the relation with cognitive decline ? Evidence from 'The Treviso Longeva (trelong) study'", *Archives of Gerontology and Geriatrics*, May-Jun ; 48(3): 284-286, 2009.

Geda, Y. E., Topazian, H. M. Lewis, R. A., Roberts, R. O., Knopman, D. S., Pankratz, V. S., Christianson, T. J., Boeve, B. F., Tangalos, E. G., Ivnik, R. J., Petersen, R. C., "Engaging in cognitive activities, aging, and mild cognitive impairment: a population-based study", *The Journal of Neuropsychiatry and Clinical Neurosciences*, Spring: 23(2): 149-154, 2011.

Kahn, R. S., *De tien geboden voor het brein,* Amsterdam, Balans, 2011.

Kreijkamp-Kaspers, S., Kok, L., Grobbee, D. E., de Haan, E. H., Aleman, A., van der Schouw, Y. T., "Dietary phytoestrogen intake and cognitive function in older women", *The Journals of Gerontology Series A: Biological Sciences and Medical Sciences*, May: 62(5): 556-562, 2007.

Lee, B. K., Glass, T. A., James, B. D., Bandeen-Roche, K., Schwartz, B. S., "Neighborhood psychosocial environment, apolipoprotein E genotype, and cognitive function in older adults", *Archives of General Psychiatry*, Mar ; 68(3): 314-321, 2011.

Li, T., Fung, H. H., Isaacowitz, D. M., "The role of dispositional reappraisal in the age-related positivity effect", *The Journals of Gerontology Series B: Psychological Sciences and Social Sciences*, Jan: 66(1): 56-60, 2011.

Linker, D. / nos., "Honderdjarige wielrenner pakt record", Website nos.nl, 28 nov. 2011.

Nussbaum, P., *Save Your Brain: The 5 Things You Must Do to Keep Your Mind Young and Sharp*, New York, McGraw-Hill, 2010.

Rowe, J. W., Kahn, R. L., *Succesful Aging*, New York, Pantheon books, 1998.

Siegel, D. J., *The Mindful Brain*, New York, Norton, 2007.

Stern, C., Munn, Z., "Cognitive leisure activities and their role in preventing dementia: a systematic review", *The International Journal of Evidence-Based Healthcare*, Mar: 8(1): 2-17, 2010.

Willcox, B. J., Willcox, C. D., Suzuki, M., *The Okinawa Way ; How to Improve Your Health and Longevity Dramatically*, London, Penguin books, 2001.

Wilson, R. S., Segawa, E., Boyle, P. A., Bennett, D. A., "Influence of late-life cognitive activity on cognitive health", *Neurology*, 78(15): 1123-1129, 2012.

Crédits iconographiques

1 : B. Curcic-Blake, basée sur Salthouse e.a. (2008).

2 : Basée sur Squire, L.R. (2004), « Memory systems of the brain: a brief history and current perspective », *Neurobiology of Learning and Memory*, 82 : 171-177.

3 : B. Munstra, réalisée pour ce livre. Variation de la figure complexe de Rey.

4 : Tirée de Cragg & Nation (2007).

5 : A. Aleman, réalisée pour ce livre.

6 : Département de neurologie, UMCG.

7 : B. Curcic-Blake, basée sur Salthouse e.a. (2008).

8 : B. Curcic-Blake, basée sur Salthouse e.a. (2008).

9 : B. Munstra, réalisée pour ce livre.

10 : Santiago Ramón y Cajal.

11 : B. Munstra, réalisée pour ce livre.

12 : B. Munstra, réalisée pour ce livre.

13 : B. Munstra, réalisée pour ce livre.

14 : Tiré de Cabeza e.a. (2004).

15 : B. Munstra, réalisée pour ce livre, basé sur Yankner e.a. (2008).

16 : B. Munstra, réalisée pour ce livre.

17 : Tirée de Shepard & Metzler (1971).
18 : A. Aleman, réalisée pour ce livre.
19 : B. Munstra, réalisée pour ce livre.
20 : B. Munstra, réalisée pour ce livre.

Remerciements

Je suis très reconnaissant à Ine Soepnel, rédactrice aux éditions Atlas Contact, dont les conseils et les demandes de clarification ont permis d'améliorer considérablement ce texte. Anita Roeland y a également contribué. Je remercie Berber Munstra, qui a réalisé les dessins. Enfin, je voudrais aussi remercier Finnie, mon épouse, pour son soutien. Tant qu'elle est à mes côtés, vieillir et grisonner ne me font pas peur. Je suis prêt à l'affronter, ce cerveau de senior !

Biographie de l'auteur

Né en 1975, André Aleman s'intéresse à la neuropsychologie et à la psychophysiologie. Ses recherches portent sur l'aspect cognitif des hallucinations. Après une thèse de doctorat sur la schizophrénie, il étudie l'aspect neuronal des dysfonctions cognitives et affectives dans le cas des psychoses et dépressions. Professeur de Neuropsychiatrie cognitive au Centre médical de l'Université Groningen (Pays-Bas) en 2006, il est à la tête du département de neuroscience et neuropsychiatrie cognitive, ainsi que membre de l'Académie royale des sciences néerlandaise. Il écrit en 2011 *Hersenspinsels*, dans lequel il montre comment le cerveau peut nous tromper, et il est récompensé par la NWO (The Netherlands Organisation for Scientific Research), ce qui fait de lui un des chercheurs néerlandais les plus reconnus.

Dans la même collection

Braitman, Laurel, *Chienne de vie. Troubles émotionnels et autres maladies de l'âme chez les animaux*, préface de Boris Cyrulnik, 2014.

Breaking the Silence, *Le livre noir de l'occupation israélienne. Les soldats racontent*, préface de Zeev Sternhell, 2013.

El Feki, Shereen, *La révolution du plaisir : enquête sur la sexualité dans le monde arabe*, préface de Malek Chebel, 2014.

Lavoie, Diane, *L'enfant du séisme. Récit d'une adoption*, 2014.

Letizia, Amedeo, Zanuttini, Paola, *Né dans la mafia. Une histoire vraie*, 2014.

Rosin, Hanna, *The end of men. Voici venu le temps des femmes*, 2013.

Stuckler, David, Basu, Sanjay, *Quand l'austérité tue, Épidémies, dépressions, suicides : l'économie inhumaine*, préface des Économistes atterrés, 2014.

Table des matières

Achevé d'imprimer en août 2014
chez Grafica Veneta, Italie,
pour le compte des Éditions Autrement,
17, rue de l'Université, 75007 Paris.
Tél. : 01 44 73 80 00.
N° d'édition : L. 69EHAN001000.N001.
ISBN : 978-2-7467-3807-2.
Dépôt légal : octobre 2014.